听协和营养科医生　讲孕期的营养知识
妈妈吃对吃好　宝宝聪明健康

备孕怀孕坐月子

营养调理百科

每周一读

李宁　北京协和医院营养专家
主编　全国妇联项目专家组成员

吉林科学技术出版社

图书在版编目（CIP）数据

　　备孕怀孕坐月子 ：营养调理百科每周一读 / 李宁主编.
-- 长春 ：吉林科学技术出版社，2018.2
　　ISBN 978-7-5578-3484-5

　　Ⅰ．①备… Ⅱ．①李… Ⅲ．①妊娠期－妇幼保健－基本知识
②产褥期－妇幼保健－基本知识　Ⅳ．①R715.3

　　中国版本图书馆CIP数据核字(2017)第265509号

备孕怀孕坐月子营养调理百科每周一读

BEIYUN HUAIYUN ZUOYUEZI YINGYANG TIAOLI BAIKE MEI ZHOU YI DU

主　　编　李　宁
出 版 人　李　梁
责任编辑　孟　波　穆思蒙
封面设计　杨　丹
制　　版　悦然文化
开　　本　710 mm×1000 mm　1/16
字　　数　240千字
印　　张　15
印　　数　1-8 000册
版　　次　2018年2月第1版
印　　次　2018年2月第1次印刷
出　　版　吉林科学技术出版社
发　　行　吉林科学技术出版社
地　　址　长春市人民大街4646号
邮　　编　130021
发行部电话/传真　0431-85635176　85651759　85652585
　　　　　　　　　　　　85635177　85651628
储运部电话　0431-86059116
编辑部电话　0431-85610611
网　　址　www.jlstp.net
印　　刷　长春百花彩印有限公司
书　　号　ISBN 978-7-5578-3484-5
定　　价　49.90元
如有印装质量问题可寄出版社调换
版权所有　翻印必究　举报电话：0431-85635186

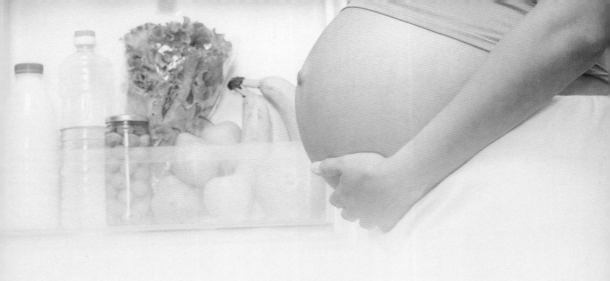

前言

　　国际上有一个"多哈理论"（DOHaD, developmental origins of health and disease），认为包括胚胎期的生命早期状态决定了人一生当中的代谢模式和疾病风险。生命早期1000天，指从胎儿期至出生后2岁，是决定一个人一生营养与健康状况的最关键时期。胎儿期是人生的开端，无论是体格生长还是智能发育，均受益于母亲良好的营养和健康的生活。

　　"长胎不长肉"只是人们对孕期营养的通俗理解，却蕴含着一个重要课题，即如何用较小的体重增长来保障胎儿良好的发育。显然，要做到这一点就离不开科学的饮食搭配。

　　本书立足于备孕、怀孕、坐月子期间的饮食，不管你是头胎孕妈，还是二胎孕妈，都能找到你需要的。

　　备孕除了补叶酸，还需要养好精子卵子、排毒调养身体，好孕自然来。孕期要吃好，并不是靠一味地多吃来拼量，更应重视饮食的质。食物多样化，均衡营养，才能在总热量不变的前提下摄入全面的营养，满足自身和胎宝宝生长发育的需要。坐月子是改善体质的最佳时期，如果在此期间调养不当的话，很有可能会落下病根，留下终生遗憾；如果调养得当，不仅可以很快恢复健康，身体甚至会比以前更好，一辈子受益。

　　在这里，我们祝愿所有的孕妈妈都吃对饭，顺利地度过孕产期，愿小宝宝们都聪明、健康、可爱！

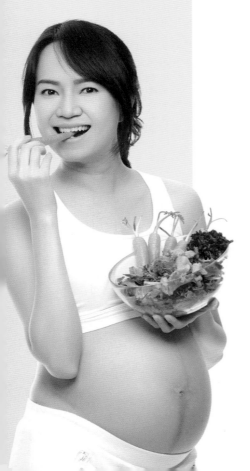

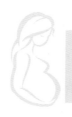

PART 1 孕前12周
排毒、调养，怀上棒棒的一胎

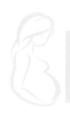

PART 2 孕期40周
长胎不长肉，避免巨大儿

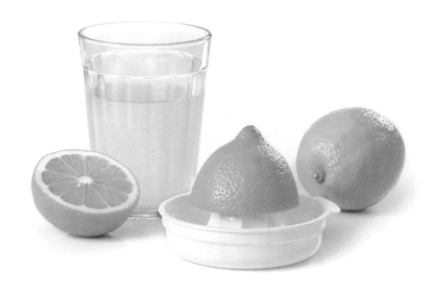

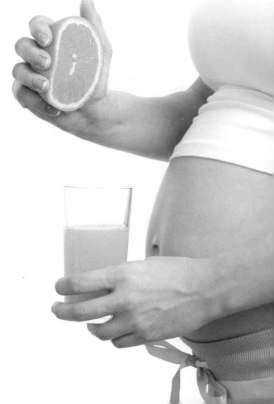

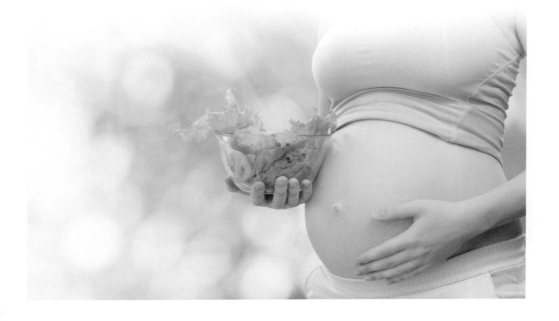

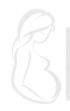

PART 3 产后8周
恢复孕前魅力

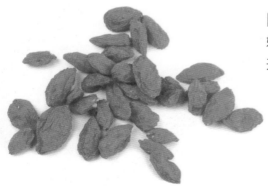

怀孕 280 天
肚子里胎宝宝的发育过程

成功受孕后，一枚小小的受精卵逐渐变成胎宝宝，但还无法在子宫外存活，直到长成齐备骨骼、肌肉、皮肤和皮下脂肪的"胎宝宝"前，必须在子宫内成长发育。怀孕28周后，胎宝宝离开子宫的存活率提高，到37周才会成熟，长成"足月儿"。在此之前，胎宝宝都要在子宫内孕育。

孕8周

长着腮和尾巴的胎芽时期

这时候还只能称为胚胎，做超声波检查也只是一个小白点。已经分化出头和肢体，开始为脑、肝脏、胃、肠等器官发育奠定基础。

孕12周

趋近人形，手脚可以活动

开始发育出眼睛、鼻子、舌头、耳朵等五官构造；肾脏开始排泄；羊水增加；手脚会活动。

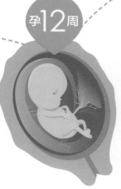

孕4周

受精卵着床

受精卵在子宫内安全"着陆"了，此时的胚胎称为胚囊。受精卵如同一个椭圆形的小物体，不断分裂，一部分形成大脑，另一部分则形成神经组织。

孕40周

为分娩做好准备了

随时可以出生了。一旦出生，肺就开始呼吸，已经做好了吮奶、排便的准备。

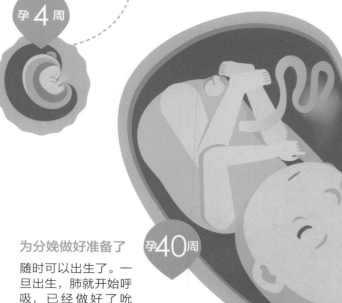

心脏分为两个心房，两个心室，心跳强烈

控制视觉、听觉、触觉等的神经和额叶开始发育；可按照自己的意志活动手脚；全身的胎毛、头发和眉毛开始长出。

茁壮成长，骨骼、肌肉发育

这一个月，绒毛组织会发育成胎盘，扎根子宫，充分吸收营养，快速发育；内脏和四肢等器官基本成形。

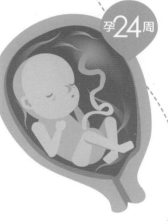

孕**20**周

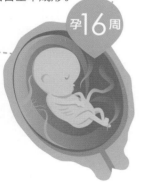

孕**16**周

孕**24**周

嘴会张开闭上，开始练习呼吸

练习呼吸，为子宫外的生活做准备；开始在羊水中自由地、用力地来回活动；内耳基本发育完成，能听见声音了；脑细胞的数量基本达到标准。

可以感受到声音和光

掌管知觉、随意运动、思考能力、记忆力的大脑皮层的发育时期，能感受到光，可以听到声音了。

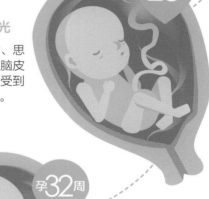

孕**36**周

孕**28**周

孕**32**周

更圆润了，看起来像胎宝宝了

看上去已经比较接近胎宝宝了，但肺部机能尚未完全发育。

皮下脂肪增加，会挤眉弄眼了

胎宝宝的身体机能基本完善，已经能适应外面的生活了。如果在此时出生，会影响以后的成长发育。在妈妈的子宫里多待会儿吧！

胎儿各器官生长发育

胎儿器官	系统发育程度	妊娠周数	重点补充的营养素
甲状腺	发育完善	第6~12周	碘、蛋白质、糖类
大脑	大脑所有功能的形成	第4~13周	碘、叶酸
大脑	大脑表面积快速增加	第21~27周	DHA、卵磷脂、蛋白质、糖类、维生素 B_{12}、钙、铁、锌、铜
心脏	开始跳动、全部形成	第4~12周	蛋白质、铁、钙、锌
神经系统	形成神经管	第5~10周	蛋白质、卵磷脂、维生素A、维生素 B_1、维生素 B_2、叶酸、锌、钙、镁、铜、碘
神经系统	听觉开始发育	第17~20周	蛋白质、卵磷脂、维生素A、维生素 B_1、维生素 B_2、叶酸、锌、钙、镁、铜、碘
消化系统	小肠蠕动、胃肠功能建立	第4~12周	蛋白质、B族维生素、维生素C、钙、镁、锌、铜
四肢	四肢芽出现	第6~19周	蛋白质、维生素A、维生素D、维生素K、钙

关键期的营养需求

胎儿器官	系统发育程度	妊娠周数	重点补充的营养素
眼	眼球、眼睑形成	第 5~9 周	维生素 A、β 胡萝卜素、B 族维生素
唇	开始发育	第 6~10 周	叶酸、维生素 A、钙、铁
肺	长出细支气管、肺泡上皮开始发育	第 10~22 周	蛋白质、维生素 A、维生素 C、维生素 E、钙、镁
	可呼吸	第 26~31 周	蛋白质、维生素 A、维生素 C、维生素 E、钙、镁
肾	有排尿功能	第 10~12 周	锌、B 族维生素、维生素 C、维生素 E
	发育完成	第 14~35 周	锌、B 族维生素、维生素 C、维生素 E
生殖系统	构建生殖器、能辨男女	第 10~16 周	锌
牙齿和骨骼	骨骼生长	第 8~23 周	钙、磷、维生素 D

孕产期宜吃的 22 种健康食物

水果

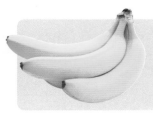

香蕉 润肠轻身的"快乐水果"

性味归经：性寒，味甘，归肺、大肠经
食用量：每天以吃 1~2 根为宜

宜吃理由

1. 润肠、防治便秘、控制孕妈妈的体重。
2. 帮助孕产妇缓解紧张等不良情绪。
3. 富含钾元素，能消除水肿，稳定血压，保护肠道。

主要营养成分

糖类、膳食纤维、维生素 A、维生素 C、烟酸、磷、钾、镁等。

食用宜忌

✔ 香蕉虽好，但不宜过量食用，孕妈妈每天以吃 1~2 根为宜。

✔ 香蕉可直接吃，也可以做成香蕉泥、香蕉沙拉或煮成香蕉粥等菜肴食用。

✘ 不要空腹吃香蕉，一般在饭后或不太饿时吃比较安全。

✘ 胃酸过多的人不宜吃香蕉，胃痛、消化不良、腹泻、脾胃虚寒的人也应少吃。

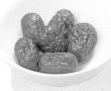

红枣 养血安神的"天然维生素丸"

性味归经：性温，味甘，归脾、胃经
食用量：每天吃 3~5 颗

宜吃理由

1. 含有叶酸和微量元素锌，能促进胎宝宝神经系统的发育和大脑发育。
2. 含有丰富的钾，能帮助缓解孕妈妈的紧张焦虑情绪。

主要营养成分

糖类、膳食纤维、芸香苷、维生素 C、钾、钙、铁、镁及黄酮类化合物。

食用宜忌

✔ 红枣可直接生食，也可用于煮粥、蒸饭、做汤等。

✔ 吃过红枣以后，要间隔 1~2 个小时再吃高蛋白食品，否则影响人体吸收。

✘ 红枣吃多了容易损伤牙齿，还容易出现胃酸过多、腹胀等不适感，因此应控制食用量。

✘ 血糖高的孕妈妈不宜多吃。

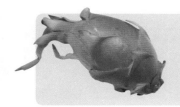

火龙果 预防便秘的"长寿果"

性味归经： 性凉，味甘、淡，入肺、胃、大肠经
食用量： 每周吃 1 个即可

宜吃理由

1. 含有植物性白蛋白，孕妈妈吃火龙果可以中和体内重金属毒素。
2. 含有丰富的膳食纤维，可以有效调节胃肠功能，防止便秘。

主要营养成分

蛋白质、维生素 C、膳食纤维、钙、锌、铁、磷、镁、钾、花青素。

食用宜忌

✔ 要选择熟透并且新鲜的，最好现买现吃。
✔ 火龙果可以生吃，也可以做成水果沙拉，冷藏后食用口味更佳。
✘ 体质虚冷的孕妈妈不宜吃太多。

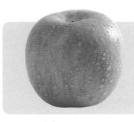

苹果 缓解妊娠反应的"健康果"

性味归经： 性凉，味甘，归脾、胃经
食用量： 每次 100~250 克为宜

宜吃理由

1. 有消退色素的功效，能帮助孕妈妈预防和减轻妊娠斑和妊娠纹。
2. 可润肠通便，防治便秘。
3. 保持血管壁的弹性，预防妊娠高血压。

主要营养成分

糖类、苹果酸、柠檬酸、胡萝卜素、维生素 B$_1$、维生素 B$_2$、维生素 C 等。

食用宜忌

✔ 初春到夏季的苹果是贮藏过的，孕妈妈应该选择新鲜的苹果吃。
✔ 苹果能够刺激肠道蠕动，对患有便秘的孕妈妈尤其适合。
✘ 饭后不宜立即吃苹果，否则不但不利于消化，还会造成胀气和便秘。

蔬菜

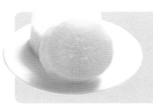

白萝卜 帮助孕妈妈预防感冒的"小人参"

性味归经：性凉，味辛、甘，归脾、胃经
食用量：每次 200 克左右即可

宜吃理由

1. 含有维生素 C 和微量元素锌，可以增强孕妈妈的免疫力。
2. 健胃消食，防治孕期便秘。
3. 含有胡萝卜素，能促进胎宝宝视网膜发育，预防宝宝夜盲症。

主要营养成分

膳食纤维、蛋白质、维生素 C、维生素 E。

食用宜忌

✔ 与牛、羊肉炖食，益气补血，健脾消食，能增强孕妈妈的食欲。

✔ 白萝卜生食会生气，熟食则会顺气。

✘ 白萝卜是凉性蔬菜，气血虚弱、脾胃虚寒，或患有慢性胃炎、先兆流产、子宫脱垂等症状的孕妈妈不宜多食。

✘ 不宜与人参、何首乌搭配，否则可能导致皮炎、腹胀或腹泻等症状。

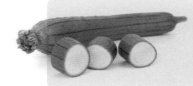

丝瓜 安胎通乳的佳品

性味归经：性平，味甘，归肝、胃经
食用量：每餐 60~150 克为宜

宜吃理由

1. 可预防先兆流产，也可防治便秘及痔疮。
2. 含有维生素 B_2 和磷脂，有利于宝宝大脑发育。
3. 含有抗病毒、抗过敏的活性成分，可以提高孕妈妈的抵抗力。
4. 含有 B 族维生素和维生素 C，能消除暗斑，美白孕妈妈的肌肤。

主要营养成分

膳食纤维、胡萝卜素、维生素 B_2、维生素 C、钾等。

食用宜忌

✔ 丝瓜汁水丰富，宜现切现做，以免营养成分随着汁水流走。

✔ 天气炎热时，用丝瓜煮汤更加鲜美，既能补充营养，又能清热解暑。

✘ 丝瓜的味道清甜，烹煮时不宜加酱油或豆瓣酱等口味较重的酱料，以免抢味。

✘ 丝瓜性寒滑，不宜过多食用，否则易导致腹泻，也不宜生吃。

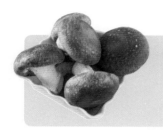

香菇 增强抗病能力的"植物皇后"

性味归经：性平，味甘，归胃经
食用量：每餐宜吃 4~8 朵

宜吃理由

1. 具有抗病毒和增强机体免疫力的作用。
2. 可以帮助孕妈妈降低血脂和胆固醇，有效预防和缓解妊娠高血压及妊娠水肿等疾病。
3. 多吃可以安神益智、美容养颜。

主要营养成分

蛋白质、18 种氨基酸、膳食纤维、硒、钾等。

食用宜忌

✔ 泡发香菇的水不要丢弃，留待备用，很多营养物质都溶在水中。
✘ 不要选择长得特别大的鲜香菇，因为它们通常是用激素催肥的。
✘ 香菇不宜在水里浸泡时间过长，稍微一泡，用清水冲净即可，否则营养素会流失。

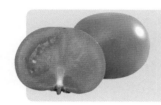

番茄 帮你吃掉孕吐烦恼的"黄金果"

性味归经：性凉，味甘、微酸，归脾、肺经
食用量：每天吃 1~2 个即可

宜吃理由

1. 缓解妊娠呕吐，促进消化。
2. 预防妊娠高血压，防止牙龈出血。
3. 预防妊娠斑和妊娠纹。

主要营养成分

糖类、苹果酸、柠檬酸、番茄红素、胡萝卜素、维生素 B_1、维生素 B_2、维生素 C、芸香苷、烟酸等。

食用宜忌

✔ 适合和芹菜搭配，有降血压、健胃、消食的功效。
✔ 番茄要选择自然成熟的。自然成熟的番茄外观圆滑，捏起来很软，蒂周围有些绿色，子为土黄色，肉红、多汁。
✘ 未成熟的番茄含有有毒成分番茄碱，食用后会出现头晕、恶心、呕吐等中毒症状。

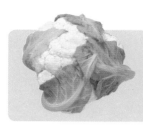

菜花 提高免疫力并增强肝脏解毒能力

性味归经：性平，味甘，归肾、脾、胃经
食用量：每次宜吃 100 克

宜吃理由

1. 含有抗氧化防癌症的微量元素，长期食用可以减少乳腺癌的发病率。
2. 可增强肝脏解毒能力，并能提高机体的免疫力，还可防治孕期感冒。
3. 可以促进宝宝的生长发育，还可以预防胎儿神经管畸形，并且让宝宝更聪明。

主要营养成分

胡萝卜素、维生素 B_2、叶酸、维生素 C、维生素 K、膳食纤维、镁、钾。

食用宜忌

✔ 最好即买即吃，不要存放太久。
✔ 为了减少维生素 C 和抗癌化合物的损失，宜先将菜花用沸水焯一下，然后再急火快炒。

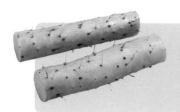

山药 孕期健脾益肺养肾的补虚佳品

性味归经：性平，味甘，归脾、肺、肾经
食用量：每餐 60~150 克为宜

宜吃理由

1. 有利于脾胃消化吸收，是孕妈妈平补脾胃的药食两用之品。
2. 促进肠蠕动，预防和缓解便秘。
3. 维持胎宝宝大脑和骨骼以及机体的发育。

主要营养成分

淀粉、黏液质、蛋白质、各种维生素及钾、钙、镁等多种矿物质。

食用宜忌

✔ 宜选择表皮光滑无伤痕、薯块完整肥厚、颜色均匀有光泽、不干枯、无根须的。
✔ 把山药切碎食用，更容易消化吸收其中的营养物质。
✖ 孕期感冒患者、大便燥结者及肠胃积滞者不宜多吃山药。

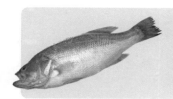

鲈鱼 预防早产的安胎美食

性味归经： 性平，味甘，归肝、脾、肾经
食用量： 每次食用 60~240 克即可

宜吃理由

1. 富含 DHA（二十二碳六烯酸）、EPA（二十碳五烯酸），是胎宝宝大脑发育不可缺少的高度不饱和脂肪酸，对视觉细胞的发育有好处。
2. 富含烟酸，能促进消化，减轻胃肠障碍，特别适宜孕吐比较严重的孕妈妈食用。

主要营养成分

蛋白质、脂肪、维生素 A、脂肪酸、烟酸、钙、磷、钾、碘、铜等微量元素。

食用宜忌

✔ 鲜鱼剖开洗净，在牛奶中泡一会儿，既可除腥，又能增加鲜味。
✔ 鲈鱼最适合清蒸、红烧或炖汤，用鸡汤烹煮味道更鲜美。

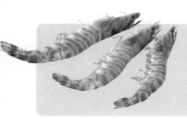

虾 通乳的妙品

性味归经： 性微温，味甘，归肝、胃经
食用量： 每次食用 30~50 克为宜

宜吃理由

1. 补充蛋白质及微量元素，促进胎宝宝的健康发育。
2. 富含维生素 E，有预防流产、促进乳腺分泌催乳素、增加乳汁的作用。
3. 含有丰富的锌，可以促进胎宝宝脑组织的发育。

主要营养成分

蛋白质、脂肪、钙、钾、虾青素等。

食用宜忌

✔ 新鲜的虾体表有光泽，背面为黄色，体两侧和腹面为白色，虾体完整。
✔ 烹调鲜虾之前，先用泡桂皮的沸水把虾冲烫一下，味道会更加鲜美。
✘ 颜色发红、外壳暗淡、虾体柔软、头体相离的虾不新鲜，尽量不要吃。
✘ 虾黄味道鲜美，但是胆固醇含量相对较高，患有心血管疾病的孕妈妈不宜食用。

肉蛋

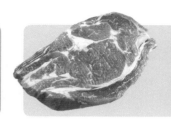

牛肉 强身健骨的"肉中骄子"

性味归经： 性平，味甘，归肝、脾、肾经
食用量： 每次食用 50~100 克为宜

宜吃理由

1. 含蛋白质和氨基酸，能提高孕妈妈的抗病能力，对产后身体恢复有益。
2. 含锌、铁等物质，能预防妊娠期缺铁性贫血；含有维生素 D 及钙，能预防孕妈妈佝偻病和骨质疏松。

主要营养成分

蛋白质、脂肪、维生素 A、维生素 B_1、维生素 B_6、维生素 B_{12}、维生素 D 及钙、磷、铁、锌等。

食用宜忌

✔ 炖牛肉时加一些热水，可使牛肉表面的蛋白质迅速凝固，防止氨基酸损失。
✘ 牛肉的肌纤维较粗糙且不易消化，消化不好的孕妈妈不宜多吃。
✘ 牛肉属于大热之品，患有口腔问题的孕妈妈不宜食用。
✘ 牛肉为发物，患湿疹、瘙痒的孕妈妈慎用。

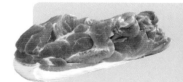

猪肉 补血通乳的法宝

性味归经： 性平，味甘、咸，归脾、胃、肾经
食用量： 每次食用 50~100 克为宜

宜吃理由

1. 可以改善孕妈妈妊娠期的失眠。
2. 对哺乳期妈妈起到催乳的作用。
3. 具有补肾养血的作用。

主要营养成分

蛋白质、脂肪、维生素 B_1、维生素 B_2、维生素 B_{12} 及钙、磷、铁等。

食用宜忌

✔ 要选择表面不发黏，肌肉细密而有弹性、呈红色，有自然肉香的猪肉。
✔ 猪肉馅最好自己剁，确保质量。
✘ 猪肉烹煮前不要用热水清洗，避免散失营养。
✘ 忌与牛肉搭配食用，因为会导致消化不良。

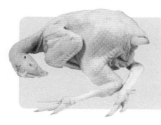

鸡肉 滋阴补血，增强体力

性味归经：性温，味甘，归脾、胃经
食用量：每次食用 30~50 克为宜

宜吃理由

1. 含有 B 族维生素及铁，可以起到滋阴补血的作用。
2. 蛋白质含量高，可以增强孕妈妈的体力。

主要营养成分

不饱和脂肪酸、蛋白质、维生素 A、维生素 B_6、维生素 B_{12}、维生素 D、维生素 K 及磷、铁、铜、锌等。

食用宜忌

✔ 鸡肉可以缓解孕妈妈营养不良、乏力疲劳的症状。
✔ 用药膳炖煮鸡肉，可提高营养价值。
✖ 为了避免摄入过多脂肪，建议煲汤前先去鸡皮，饮用前撇去油。
✖ 鸡屁股是淋巴、细菌、病毒和致癌物最集中的地方，孕妈妈不宜食用。

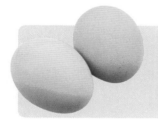

鸡蛋 提升孕妈妈的记忆力

性味归经：性平，味甘，归脾、胃经
食用量：每天吃 1~2 个为宜

宜吃理由

1. 富含卵磷脂，能产生增强记忆力的物质，提高孕妈妈的记忆力。
2. 含有优质蛋白，对肝脏组织损伤有修复功能。
3. 卵磷脂可促进肝细胞的再生，增强机体的代谢功能和免疫功能。

主要营养成分

蛋白质、维生素 A、B 族维生素、卵磷脂及铁、钾、锌、硒等。

食用宜忌

✔ 不喜欢吃鸡蛋的孕妈妈，可以把鸡蛋夹在其他食物中，如面包等。
✔ 鸡蛋搭配奶类、蔬菜食用，可以达到营养互补。
✖ 患有胆胰疾病的孕妈妈不宜吃蛋黄。
✖ 对蛋白质过敏的孕妈妈不宜食用鸡蛋。

乳制品

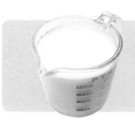

牛奶　钙质的最佳来源

性味归经： 性平，味甘，归脾、胃经
食用量： 每天喝 200~400 毫升即可

宜吃理由

1. 牛奶中的钙容易被吸收，每天喝牛奶是孕妈妈最好的补钙方法。
2. 含有多种免疫球蛋白，能增强人体的免疫抗病能力。
3. 含有抑制神经兴奋的成分，孕妈妈可以喝牛奶安神。

主要营养成分

蛋白质、维生素 A、B 族维生素、叶酸及钙、磷、钾、镁等。

食用宜忌

✔ 睡觉前喝牛奶可促进睡眠。
✔ 喝牛奶前最好先吃点东西，或者边吃东西边喝牛奶。
✘ 牛奶忌与含植酸的食物如菠菜等同食，以免影响孕妈妈对钙质的吸收。
✘ 不是所有的孕妈妈都适合饮用牛奶，不适合的孕妈妈可以用酸奶或奶酪来代替。

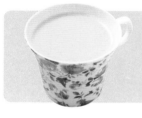

豆浆　促进胎宝宝骨骼生长的"植物奶"

性味归经： 性平，味甘，归脾、胃经
食用量： 每天喝 250 毫升为宜

宜吃理由

1. 促进胎宝宝骨骼和牙齿的形成。
2. 所含的豆固醇和钾、镁，能预防妊娠高血压和冠心病。
3. 排毒养颜，调节女性内分泌系统，可润肤美白。

主要营养成分

植物蛋白质、磷脂、维生素 B_1、维生素 B_2、烟酸、铁、钙等。

食用宜忌

✔ 饮豆浆的同时吃些淀粉类食物，有利于豆浆中的营养物质被充分吸收。
✔ 最好在饭前喝，排毒效果更佳。
✘ 在服用铁剂或吃补铁食物的孕妈妈，不宜同时喝豆浆。
✘ 不要在加热完豆浆的时候打入鸡蛋，因为豆浆煮沸的温度，不足以消灭鸡蛋中的致病菌。

坚果类

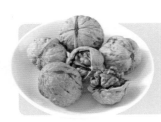

核桃 增强脑功能，提高记忆力

性味归经：性温，味甘，归脾、肺、大肠经
食用量：每餐宜吃 20 克

宜吃理由

1. 含有的磷脂和锌，有利于胎宝宝大脑的发育。
2. 可以缓解疲劳。
3. 含有大量维生素 E，可以促进胎宝宝头发的生长。

主要营养成分

维生素 B_2、维生素 B_6、维生素 E、蛋白质、磷脂、钙、铁。

食用宜忌

✓ 核桃仁不仅可以煮粥、制作米糊等，还可与富含维生素 C 的香椿苗、黑木耳凉拌吃，营养更全面。

✓ 核桃和红枣搭配食用，养颜美容，健脑益智。

✗ 吃核桃时不要把核桃仁表面的褐色薄皮剥掉，否则会损失营养。

✗ 核桃仁含有较多油脂，多吃会影响消化，导致腹泻。

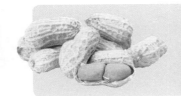

花生 让胎宝宝变得更加聪明的"长生果"

性味归经：性平，味甘，归脾、肺经
食用量：每天宜吃 25~30 克

宜吃理由

1. 促进脑细胞发育，增强记忆力。
2. 含有抗纤溶酶，可以起到止血补血的作用。
3. 含有维生素 E，能促进胎宝宝发育，预防流产或早产。

主要营养成分

蛋白质、脂肪、B 族维生素、维生素 E、锌。

食用宜忌

✓ 花生应连同红衣一起食用，能起到养血、补血的作用。

✓ 花生一般人均可食用，非常适合新妈妈手术后恢复期食用。

✗ 炒花生和油炸花生性质热燥，不宜多食。

✗ 花生发生霉变后含有大量致癌物质，不可食用。

主食类

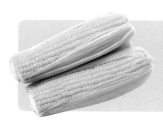

玉米 粗粮中的安胎圣品

性味归经： 性平，味甘，归脾、胃经
食用量： 每天食用 100 克为宜

宜吃理由

1. 纤维素含量很高，能帮助孕妈妈防治便秘和痔疮。
2. 含有维生素 E，有助于保胎安胎。
3. 含有的氨基酸有助于胎宝宝的智力发育。

主要营养成分

叶黄素、玉米黄质、胡萝卜素、维生素 E、膳食纤维。

食用宜忌

✔ 煮玉米粥时，加少许碱，可使玉米中的烟酸更容易被人体吸收。

✔ 玉米粒的胚尖里含有大量营养，最好一起吃掉。

✘ 发霉的玉米不要食用，因为含有强致癌物黄曲霉毒素，严重影响健康。

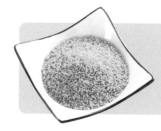

小米 促进睡眠，帮助产妇恢复体力

性味归经： 性凉，味甘、咸，归肾、脾、胃经
食用量： 每餐宜吃 60 克

宜吃理由

1. 含有色氨酸，有助于促进睡眠。
2. 有滋阴养血的功效，能帮助产妇恢复体力。

主要营养成分

B 族维生素、蛋白质、铁、钙、磷、镁。

食用宜忌

✔ 女性产后把小米和其他谷类一起煮食，营养更丰富。

✔ 小米粥最好熬得稍微稠一些，更有营养，易吸收。

✘ 胃部虚寒的孕妈妈忌食小米。

✘ 患有消化不良的孕妈妈少食小米。

孕期哪些营养素要加量

营养素	孕 前	孕 期
蛋白质	55 克	孕早期 55 克
		孕中期 70 克
		孕晚期 85 克
叶酸	400 微克	600 微克
维生素 A	700 微克	孕早期 700 微克
		孕中晚期 770 微克
维生素 B_1	1.2 毫克	孕早期 1.2 毫克
		孕中期 1.4 毫克
		孕晚期 1.5 毫克
维生素 B_2	1.2 毫克	孕早期 1.2 毫克
		孕中期 1.4 毫克
		孕晚期 1.5 毫克
钙	800 毫克	孕早期 800 毫克
		孕中晚期 1000 毫克
铁	15 毫克	孕早期 20 毫克
		孕中期 24 毫克
		孕晚期 29 毫克
碘	120 微克	230 微克
锌	7.5 毫克	9.5 毫克

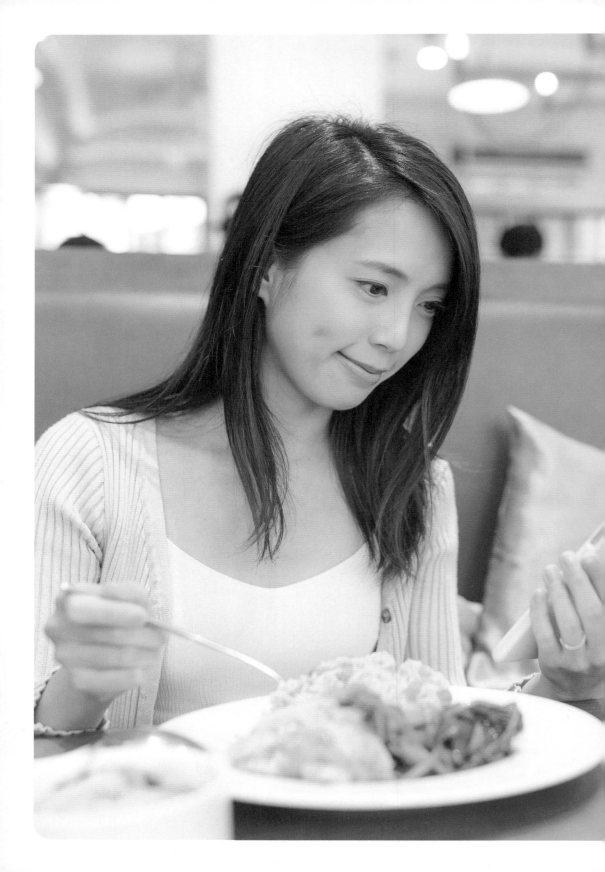

孕前12周

排毒、调养，
怀上棒棒的一胎

孕前 12 周 ~ 孕前 9 周

幸 "孕" 来临的基础

重点营养

[叶酸]

预防神经管畸形

功效

预防神经管不闭合导致脊柱裂和无脑畸形的发生。

摄入过多的危害： 摄入过多，会干扰备孕女性体内锌的代谢，如果锌摄入不足的话，就会影响胎儿的发育。

摄入过少的危害： 摄入过少，可能增加胎儿神经管畸形的发生。

每日建议摄取量： 每天 400 ~ 600 微克。

摄取来源： 叶酸制剂、各种蔬菜、动物肝脏、蛋黄等。

摄取注意事项： 叶酸在体内存留时间短，一天后体内水平就会降低，因此，必须天天服用，不能漏服。而且不仅女性需要补充叶酸，男性也需要补充叶酸，可以降低胎宝宝出现染色体缺陷的概率。

重点营养

[维生素 E]

生育的催化剂

功效

被称为"生育酚"，含有酚的化学结构，能增加男性精子的活力和数量，提高生育能力。

摄入过多的危害： 摄入过多，会破坏备孕女性体内环境的稳定，引起中毒。

摄入过少的危害： 吸收过少，可能导致不孕症。因为充足的维生素 E 可以使男性体内雄激素水平提高，精子活力和数量显著增加。

每日建议摄取量： 准爸爸每天摄入 14 毫克即可。

摄取来源： 植物油、绿色蔬菜、核果、豆类、全谷类、肉、奶油、鸡蛋等。

摄取注意事项： 大多数人可以从饮食中摄取充足的维生素 E，无须额外补充。

饮食原则
合理调整膳食，补充叶酸

　　为了更好地迎接宝宝的到来，备孕女性要合理调整膳食平衡，摄取足够的营养，满足身体的正常需要，为将来孕育宝宝做营养准备，尤其需要补充叶酸。

　　叶酸是孕前 3 个月需要特别补充的营养素，它可以预防胎宝宝神经管畸形。由于饮食习惯的影响，我国约有 30% 的育龄女性缺乏叶酸，北方农村更为严重。因此，建议准备怀孕的女性在计划怀孕前 3 个月就开始补充叶酸，每天摄入 400 微克为宜。

 妇产科小词典

膀胱炎

　　患有膀胱炎、肾炎的女性怀孕的话，容易加重病情。因此，要在彻底治愈后再怀孕。其症状有尿频、尿急、尿痛、残尿感等，要及时到医院检查、治疗，以免引起肾盂肾炎。要预防膀胱炎，女性平时就要注意勤换内裤，保持外阴清洁；多喝奶、勤排尿；大便后用手纸由前向后擦，可预防膀胱炎。

叶酸含量比较丰富的食物
（每 100 克可食部分）

食材	叶酸含量（微克）
绿豆	393
猪肝	335.2
腐竹	147.6
香菇（干）	135
黄豆	130.2
鸭蛋	125.4
茴香	120.9
榴莲	116.9
紫菜	116.7
茼蒿	114.3
鸡蛋	113.3
花生米	107.5
核桃	102.6
竹笋（干）	95.8
莲子	88.4
豌豆（鲜）	82.6

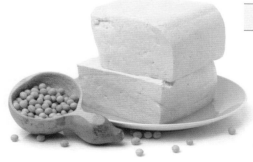

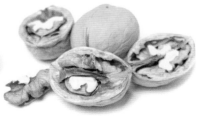

备孕女性一周食谱推荐

	早餐 （方案1）	早餐 （方案2）	午餐 （方案1）	午餐 （方案2）	晚餐 （方案1）	晚餐 （方案2）
周一	牛奶 馒头 香肠 芝麻酱 鸡蛋	牛奶 花卷 凉拌菜心	米饭 红烧带鱼 上汤娃娃菜 番茄鸡蛋汤	米饭 豆腐干炒芹菜 排骨烧油菜 蛋花汤	米饭 鲜蘑鸡片 牡蛎炒生菜	杂粮粥 香椿炒鸡蛋 萝卜丝汤
周二	小米粥 鸡蛋 肉包子	全麦面包 豆浆 鸡蛋 香芹腐竹	牛肉炒饭 醋熘白菜 栗子焖羊肉	糜子面鲜肉 水饺 炒萝卜丝 牛奶洋葱汤	萝卜酥 苦瓜炒鸡蛋 酱香羊肉 冬笋雪菜黄 鱼汤	米饭 青椒烧腐竹 莴笋炒肉片
周三	牛奶 花卷 生拌紫甘蓝	南瓜粥 三鲜包子	米饭 苦瓜炒鸡蛋 青椒肉丝	米饭 菠菜炒肝 海带排骨汤	米饭 农家小炒肉 油菜金针菇	玉米糁子粥 家常豆腐 清炖鸡
周四	黑芝麻燕麦糊 香肠卷 煎蛋	馒头 牛奶 芹菜拌豆腐丝	米饭 香菇油菜 清蒸带鱼 紫菜蛋花汤	家常烩面 蒜蓉空心菜 京酱肉丝	米饭 海米炒黄瓜 爆炒鸡胗	家常饼 莴笋炒肉片 胡萝卜菜心汤
周五	牛奶 鸡蛋 麻酱花卷	花卷 鸡蛋 大拌菜	米饭 胡萝卜炒木耳 香菇鸡汤 爆炒腰花	手撕饼 蛋炒平菇 回锅鱼片	米饭 家常鱼块 小炒木耳	玉米饼 百合炒莴笋 黄焖鸡块
周六	水煎包 小米粥 蒜泥茄子	牛奶 肉包子 鸡蛋	面条 浇汁鳜鱼 番茄草菇西 蓝花	糯米香菇饭 竹笋炒豆角 青椒炒鸭片	猪肉糯米烧卖 鱼香肉丝 酱香黄瓜丁	米饭 七彩鳝鱼丝 蛋花汤
周日	灌汤包 鸡蛋 玉米粥	全麦面包 豆浆 鸡蛋	米饭 青椒炒鸡肝 草菇炒白菜	白萝卜羊肉 蒸饺 肉片炒菜花 金边白菜	馒头 蒜蓉菠菜 清炒鱼片	米饭 水晶虾仁 西芹百合

注：一日三餐要吃好，还要定时吃，早餐宜在7～8点，午餐宜在12点，晚餐选择在晚上6～7点。孕前同，下面不一一标注。

饮食宜忌速查

● 多摄入排毒食物

动物血、果蔬汁、海带、紫菜、豆芽、红薯、糙米、苦瓜等都是很好的排毒食物，多吃这些食物，有助于排出毒素。

● 多吃抗辐射的食物

在日常生活中，电脑越来越成为人们不可或缺的工具，同时也带来了辐射的危害。除了电脑，还有微波炉、电视、电冰箱、电热毯，甚至电吹风都会给人们带来辐射的危害，而电磁波对精子的杀伤性非常大。因此，备孕男士应多吃富含优质蛋白质、磷脂以及 B 族维生素的食物，增强抗辐射能力，保护生殖器官的功能。

● 巧补铁，不贫血

避免贫血的最天然的方法就是食补。在饮食中，多吃瘦肉、动物肝脏、猪血、鸭血、蛋类、绿色蔬菜、豆制品等。这些食物富含丰富的铁元素，且容易被人体吸收，和蔬果一起吃，有利于铁的吸收。

● 要远离过量的咖啡因

有研究表明，过量摄入咖啡因的孕妇与不接触咖啡因的孕妇相比，所生的孩子出现缺陷的危险性要高。在怀孕期间，咖啡因的代谢时间会增长，它可以通过胎盘进入胎宝宝体内，影响胎宝宝大脑、心脏、肝脏的发育。

如果未孕女性酷爱咖啡，每天都要喝好几杯，那么在怀孕前，就需要减少喝咖啡的量。未孕女性可以慢慢减量，从每天四五杯到每天至多两三杯，最后完全停止喝咖啡。

此外可可、茶叶、巧克力和可乐型饮料中均含有咖啡因，计划怀孕的女性应尽量减少这类食物。

● 警惕各种调味剂

辣椒、胡椒、花椒等调味品刺激性较大，多食可引起正常人便秘。若计划怀孕的女性大量食用这类食品后，同样会出现消化功能的障碍；味精的成分是谷氨酸钠，进食过多可影响锌的吸收。

● 不要挑食、偏食

平时有偏食、挑食的习惯，营养摄入不均衡，怀孕之后，早孕反应较重，进食更少，更加缺乏营养。

● 远离食品添加剂

硝酸盐和亚硝酸盐都是食品在加工过程中使用的防腐剂，我们吃的午餐肉、熏肉、熏鱼等熟食及罐头食品中都含有这类物质。备孕女性应该避免食用含有这些添加剂的食物，尽量选择新鲜天然的食物。蔬菜水果上的农药、化肥残留以及下雨时污水造成的农作物污染等，也会对人体造成危害，所以在吃这些农产品之前一定要清洗干净。

营养食谱推荐

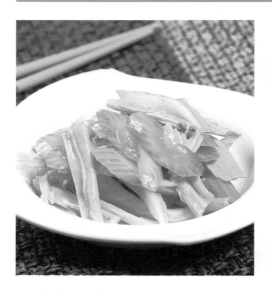

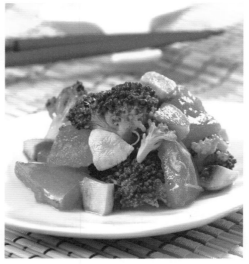

香芹腐竹
清热去火

材料 西芹1根，腐竹2根。

调料 盐、味精、生抽、香油各适量。

做法

1. 将腐竹切成菱形条，用温水浸泡，泡软后备用。

2. 将西芹洗净，切成均匀的菱形条，在沸水中焯一下，用凉水过凉后备用。

3. 将西芹和腐竹盛入盘中，加入盐、味精、生抽、香油拌匀就OK了。

番茄草菇西蓝花
补充叶酸

材料 小番茄、草菇、西蓝花各100克。

调料 葱花、蒜片、盐、鸡精、白糖、植物油各适量。

做法

1. 小番茄去蒂，洗净；草菇去根，洗净；西蓝花择洗干净，用手掰成小朵。

2. 锅置火上，适量清水放盐烧沸，分别放入小番茄、草菇和西蓝花焯烫，捞出，沥干水分。

3. 炒锅置火上烧热，倒入植物油，加葱花和蒜片炒出香味，放入焯过水的小番茄、草菇和西蓝花，撒入盐、鸡精和白糖翻炒均匀即可。

杧果菠萝草莓汁
促进食欲，助消化

材料　杧果 200 克，菠萝 50 克，草莓 50 克。
调料　盐少许。
做法

1. 杧果去皮、核，切块；菠萝去皮，切小块，放入淡盐水中浸泡 15 分钟；草莓洗净，去蒂，切块。
2. 将上述食材全部倒入全自动豆浆机中，加入少量凉饮用水，按下"果蔬汁"键，搅打均匀后倒入杯中即可。

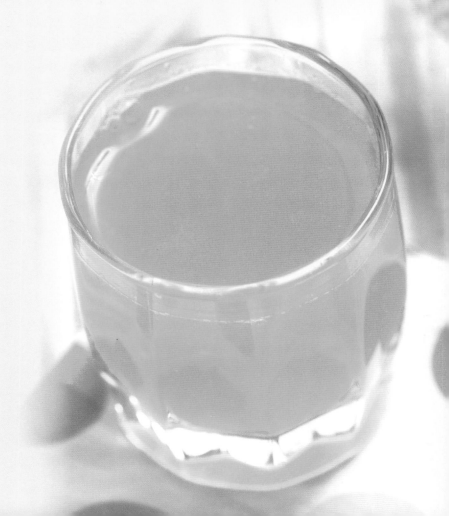

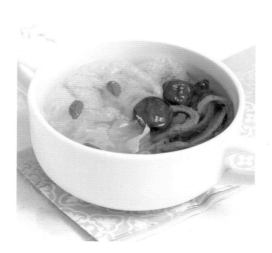

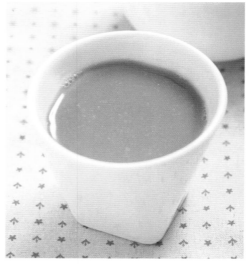

海参竹荪汤

缓解宫寒

材料 海参 50 克，红枣、银耳各 20 克，竹荪、枸杞子各 10 克。

调料 盐适量。

做法

1. 海参、竹荪入清水中泡发洗净，切丝；红枣去核，洗净，浸泡；银耳泡发，去蒂，洗净，撕成小朵。

2. 锅中倒入适量清水，放入银耳、海参丝，大火煮沸后改小火煮约 20 分钟，加入枸杞子、红枣、竹荪丝煮约 10 分钟，加盐调味即可。

红枣燕麦黑豆浆

补肾，养卵巢，补血

材料 黑豆 50 克，红枣 30 克，燕麦片 20 克。

调料 冰糖适量。

做法

1. 黑豆用清水浸泡 8~12 小时，洗净；燕麦片淘洗干净；红枣洗净，去核，切碎。

2. 将上述食材一同倒入全自动豆浆机中，加水至上、下水位线之间，按下"豆浆"键，煮至豆浆机提示豆浆做好，过滤后依个人口味加适量冰糖调味即可。

孕期营养 咨询室

孕备女性问

听说有吃了会容易怀孕的营养品，这是真的吗？

李大夫答

市面上出现了各种各样的营养品，声称服用后更易怀孕。个人并不推荐备孕女性服用这类营养品。过量摄入营养品会产生一定的不良反应，并且容易产生依赖性。健康的做法就是从各种天然食物中摄取不同的营养物质。

孕备女性问

胖点儿好生养吗？

李大夫答

对于备孕女性来说，不能太瘦，也不能太胖，要在标准范围内（即身体质量指数为 18.5～23.9）最好。肥胖对生育功能的影响主要表现为卵泡发育异常、排卵障碍等，这些改变会影响月经周期及生育。肥胖还会使激素分泌减少，进而导致血液中激素水平低下，表现为性欲减弱。此外，肥胖准妈妈流产率为 8.7%，而体重正常的准妈妈流产率为 2.1%；肥胖准妈妈难产的概率也会大大增加。因此，肥胖的女性最好减重后再怀孕。

孕备女性问

过去一直在吃减肥药，这样会对备孕有影响吗？

李大夫答

会有一定的影响。一般情况下，减肥药或以阻止人体吸收脂质和糖类等营养物质，或以增加人体的基础代谢率，或以降低食欲的方式来达到减肥的目的，服用过程中可能存在一定的不良反应。如果在经期服用减肥药，可能导致月经紊乱、多尿或排尿困难，或出现心慌、焦虑等，更有甚者会出现闭经。

因此，备孕女性如果想减肥，应通过调节饮食习惯配合适量运动的方式来达到目的，避免服用减肥药。

专题 不同体质者孕前饮食宜忌速查

体质是中医的概念，是指人体以先天禀赋为基础，在后天的生长发育和衰老过程中所形成的结构、功能和代谢上的个体特殊性。中医将体质分为九类，除一种平和外，其余八种偏颇，八种偏颇体质有不同的饮食宜忌：

气虚体质

特征： 寒热耐受力差，容易出虚汗，经常感到乏力，面色萎黄，食欲缺乏。

饮食原则： 适宜食用具有益气健脾作用的食物，少食具有耗气作用的食物。

宜吃食物： 牛肉、狗肉、鸡肉、鲢鱼、鳝鱼、红枣、葡萄、山药。

少吃食物： 萝卜、空心菜、薄荷、山楂、荷叶。

阴虚体质

特征： 形体瘦长，经常身体、脸上发热，皮肤干燥，眼睛干涩，鼻干唇燥，容易失眠等。

饮食原则： 适宜食用具有滋阴清热、生津润燥功效的食物。

宜吃食物： 鸭肉、猪肉、甲鱼、海参、莲子、山楂、红枣、山药、木耳、葡萄。

少吃食物： 狗肉、羊肉、牛肉、桂圆、荔枝、肉桂。

阳虚体质

特征： 多白胖，肌肉不壮。平时手脚发凉，腹部、腰部或膝部怕冷，不耐受寒冷，易大便稀溏，小便色清量多。

饮食原则： 少食生冷寒凉食物，多吃甘温益气的食物。

宜吃食物： 牛肉、羊肉、南瓜、荔枝、葱、生姜、蒜、韭菜。

少吃食物： 黄瓜、藕、西瓜、苦瓜、冬瓜、甲鱼、猪肉、牡蛎。

湿热体质

特征： 形体偏胖，面部和鼻尖总是油光发亮，易生痤疮、粉刺、疮疖、酒糟鼻。易出现心烦困倦、眼睛红赤。

饮食原则： 以清淡为原则，适宜食用具有甘寒、苦寒功效的食物。

宜吃食物： 冬瓜、黄瓜、丝瓜、苦瓜、莲藕、白萝卜、豆腐。

少吃食物： 糯米、生姜、大蒜、冷饮、辣椒。

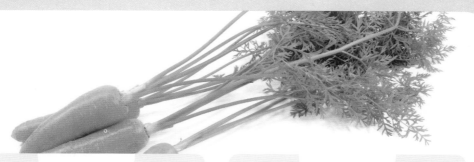

气郁体质

特征： 形体偏瘦，性格内向不稳定，忧郁脆弱，平素忧郁面貌，神情多烦闷不乐，对精神刺激适应能力较差。

饮食原则： 多吃具有行气、解郁、消食、醒神作用的食物。

宜吃食物： 海带、海藻、白萝卜、金橘、山楂、小麦、蒜。

少吃食物： 茶饮、咖啡、羊肉、辣椒、南瓜、杨桃、白酒。

痰湿体质

特征： 肥胖，面部皮肤油脂多，出汗多而黏腻，手足心潮湿多汗，常感到肢体沉重，身体困倦，平素痰多。

饮食原则： 以清淡为原则，适宜食用具有健脾、化痰、除湿功效的食物，少吃肥肉及甜、黏、油腻的食物。

宜吃食物： 薏米、黄瓜、苋菜、冬瓜、白萝卜、芹菜、番茄、柚子。

少吃食物： 石榴、山楂、饴糖、白糖、肥肉、油饼、炸鸡腿。

血瘀体质

特征： 性情急躁，易烦，健忘。平素面色晦暗，皮肤偏暗或色素沉着，容易出现瘀斑，易出现疼痛症状，不耐受风邪、寒邪。

饮食原则： 多吃具有活血、散结、行气、疏肝解郁作用的食物。

宜吃食物： 黑豆、海藻、海带、紫菜、胡萝卜、柚子、桃、山楂、荠菜。

少吃食物： 乌梅、苦瓜、柿子、李子、冷饮、螃蟹、梨、黄瓜、蛋黄、虾。

特禀体质

特征： 无特别形体特征，或有先天生理缺陷。适应能力差，如过敏体质者对气候、异物等不能适应，易引发宿疾。

饮食原则： 饮食宜清淡、均衡，粗细搭配适当，荤素搭配合理；避免食用易发生过敏反应的食物。

宜吃食物： 绿豆、红小豆、白菜、山药、橘子、西瓜。

少吃食物： 蚕豆、鹅肉、牛肉、虾、螃蟹、茄子、酒、辣椒、浓茶、咖啡。

重点营养

[蛋白质]

人体的主要"建筑材料"

功效

1. 控制着女性的生殖系统。
2. 使得子宫内膜出现分泌期的转变。

摄入过多的危害： 摄入过多，会使雌激素的接收器官发生病变，造成乳腺增生、乳腺癌，子宫内膜增生、子宫癌，还有卵巢癌等。

摄入过少的危害： 摄入过少，容易使备孕女性产生身心疲惫、发色枯黄、面部潮热、胸闷气短、心跳加快、消化系统功能失调、烦躁不安、情绪不稳的情况。

每日建议摄取量： 需要咨询医生决定服用量。

摄取来源： 新鲜蜂王浆、亚麻子、谷类、葵花子、芝麻、洋葱、葡萄酒、花生酱等食品。

摄取注意事项： 如果备孕女性雌激素严重偏低，可以在医生的指导下服用雌激素药品。

饮食原则
补充人体必不可少的营养素

蛋白质： 蛋白质是构成人体细胞的重要成分，也是维持生命的主要营养素。豆浆含有丰富的蛋白质，可以辅助调节女性的雌激素，为怀孕准备良好的身体状态。

脂肪： 脂肪是构成人体器官和组织的重要部分，如果用来做菜，可以增加菜肴的美味，提升人的食欲，但是如果摄取过多，会增加皮下的脂肪，所以要适量补充脂肪。

糖类： 糖类是构成机体组织不可缺少的主要成分，并参与机体的新陈代谢过程，是人体正常运转必不可少的营养素，所以平时要注意摄取足够的糖类。

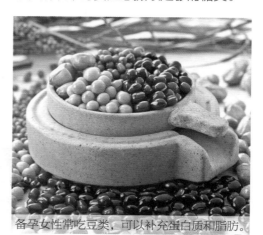

备孕女性常吃豆类，可以补充蛋白质和脂肪。

美味豆浆——
补充蛋白质和优质脂肪

专题

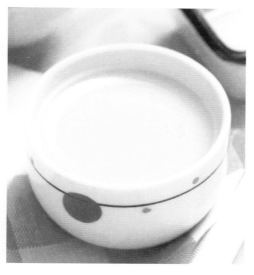

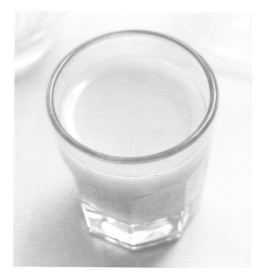

冬瓜萝卜豆浆

材料　黄豆 40 克，冬瓜 30 克，白萝卜 30 克。

调料　冰糖 10 克。

做法

1. 黄豆用清水浸泡 8~12 小时，洗净；冬瓜去皮除子，洗净，切小块；白萝卜洗净，切丁。

2. 将黄豆、白萝卜丁和冬瓜块倒入全自动豆浆机中，加水至上、下水位线之间按下"豆浆"键，煮至豆浆机提示豆浆做好，过滤后加冰糖，搅拌至化开即可。

清凉西瓜豆浆

材料　黄豆 50 克，西瓜肉 50 克。

做法

1. 黄豆用清水浸泡 8~12 小时，洗净；西瓜肉除子，切小块。

2. 将黄豆、西瓜块倒入全自动豆浆机中，加水至上、下水位线之间，按下"豆浆"键，煮至豆浆机提示豆浆做好即可。

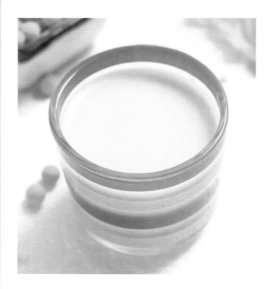

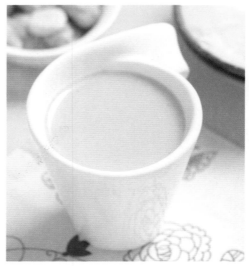

黄豆豆浆

材料 黄豆 80 克。

调料 白糖 15 克。

做法

1. 黄豆用清水浸泡 8~12 小时，洗净。

2. 把浸泡好的黄豆倒入全自动豆浆机中，加水至上、下水位线之间，按下"豆浆"键，煮至豆浆机提示豆浆做好，过滤后依个人口味添加白糖调味即可饮用。

五豆仁豆浆

材料 黄豆 30 克，黑豆 10 克，青豆 10 克，干豌豆 10 克，花生仁 10 克。

调料 冰糖 10 克。

做法

1. 黄豆、黑豆、青豆、豌豆分别用清水浸泡 8~12 小时，洗净；花生仁洗净。

2. 将上述食材一同倒入全自动豆浆机中，加水至上、下水位线之间，按下"豆浆"键，煮至豆浆机提示豆浆做好，过滤后加冰糖，搅拌至化开即可。

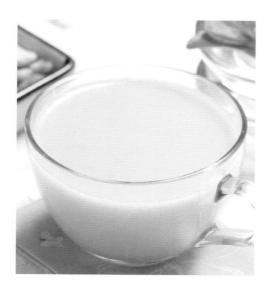

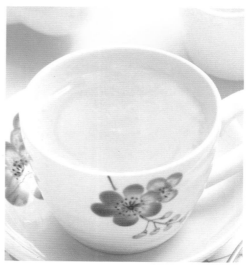

核桃芝麻豆浆

材料　黄豆 55 克，核桃仁 10 克，熟黑芝麻 5 克。

调料　冰糖 10 克。

做法

1. 黄豆浸泡 8~12 小时，洗净；黑芝麻碾碎；核桃仁切小块。

2. 将黄豆、黑芝麻和核桃仁块倒入全自动豆浆机中，加水至上、下水位之间按下"豆浆"键，煮至豆浆机提示豆浆做好，过滤后加冰糖，搅拌至化开即可。

八宝豆浆

材料　黄豆 50 克，红豆 30 克，核桃仁 15 克，黑芝麻 5 克，莲子 10 克，花生仁 5 克，薏米 5 克，鲜百合 15 克。

调料　白糖 15 克。

做法

1. 黄豆用清水浸泡 8~12 小时，洗净；红豆浸泡 4~6 小时，洗净；莲子、花生仁、薏米、百合洗净，用清水浸泡 2 小时。

2. 将上述食材及核桃仁、黑芝麻一同倒入全自动豆浆机中，加水至上、下水位线之间，按下"豆浆"键，煮至豆浆机提示豆浆做好，过滤后加冰糖，搅拌至化开即可。

备孕女性一周食谱推荐

	早餐 （方案1）	早餐 （方案2）	午餐 （方案1）	午餐 （方案2）	晚餐 （方案1）	晚餐 （方案2）
周一	黑芝麻糊 鸡蛋 花卷 凉拌菜心	牛奶 全麦面包 鸡蛋	米饭 滑炒豆腐 韭香牡蛎	芝麻牛肉馅饼 蜜汁糯米藕 拍黄瓜	狗不理包子 素炒胡萝卜丝 可乐鸡翅	山西刀削面 清炒莜麦菜 黑椒牛柳
周二	牛奶 窝窝头 凉拌金针菇	豆浆 三鲜包子 鸡蛋	臊子面 蒜蓉茄子 五香牛肉	米饭 虾仁金针菇 素炒萝卜丝	鸡丝凉面 腐乳空心菜 红烧鱼	米饭 蒜蓉西蓝花 回锅鱼片
周三	牛奶 鸡蛋 全麦面包	板栗牛腩粥 花卷 香芹腐竹	椒盐花卷 火腿炒油菜 葱香肉片	米饭 竹笋豆角 回锅鱼片	米饭 清炒小白菜 干炸五香带鱼	扁豆焖面 菠萝鸡球 炒洋葱 海带豆腐汤
周四	红莲子大麦 大米粥 南瓜双色花卷 皮蛋拌豆腐	牛奶 鸡蛋 全麦面包	刀切馒头 糖醋藕片 菠菜炒猪肝	米饭 蛋炒平菇 青椒炒猪血	牛奶焖饭 鸡蛋木耳炒肉 鱿鱼炒韭菜 紫菜海米鸡 蛋汤	意大利面条 菠菜拌绿豆芽 黄瓜炒虾仁
周五	牛奶 鸡蛋 肉松面包 香芹拌豆角	芝麻糊 鸡蛋 大拌菜	葱香芥菜蒸 馄饨 海米炒黄瓜 豆豉蒸排骨	米饭 蔬菜沙拉 油焖大虾	葱油花卷 盐水鸭肝 清炒圆白菜	米饭 豆豉鲮鱼莜 麦菜 醋熘土豆丝
周六	香菇胡萝卜 面 鹌鹑蛋	牛奶 鸡蛋 全麦面包 黄瓜海蜇丝	生煎包 姜拌海带 糖醋鱼块	炸酱面 剁椒鱼头 番茄炒冬瓜	米饭 葱爆羊肉 什锦芹菜	奶白馒头 炒洋葱 火爆鱿鱼卷
周日	牛奶 面包 芝麻酱 苹果	豆浆 煮蛋 金银卷 拍黄瓜	虾仁蔬菜蝴 蝶面 清炒豆腐 糖醋排骨	萝卜干腊肉 蒸包 酱爆黄瓜丁 芹菜炒猪肝	肉末豆角手 擀面 酱汁油菜 圆白菜炒五 花肉	猪肉糯米烧卖 蒜末冬瓜 青菜炒鸭血

饮食宜忌速查

● 常喝牛奶

　　牛奶是备孕女性补钙的最佳选择。牛奶中钙和磷的比例得当，有利于吸收。同时牛奶还是维生素 D 和钾的重要来源。牛奶还富含蛋白质、维生素 A 及 B 族维生素等营养成分，能够为备孕女性提供良好的营养储备。

● 常吃糖类

　　全麦类食物含有丰富的糖类、B 族维生素、铁、锌等，比精米精面含有更多的膳食纤维，能够为备孕女性补充每日所需的多种营养物质。

● 多吃豆类

　　豆类中的蛋白质含量高、质量好，其营养价值接近于动物性蛋白质，是最好的植物蛋白。黑豆和黄豆等还可以提供备孕女性所需要的膳食纤维、铁、钙、锌等微量元素。

● 孕前排毒

　　备孕女性在增加营养的同时，别忘了给身体排毒。中医认为，一些婴幼儿疾病，如新生儿黄疸、鹅口疮可能是从母体带来的，因为母体"藏毒"，备孕女性把这些毒素从体内清除出去，才能为胎宝宝提供更好的孕育环境。

　　食物排毒：我们常吃的食物中，动物血、果蔬汁、海带、紫菜、豆芽、红薯、糙米、苦瓜等都是很好的排毒食物，多吃这些食物，有助于排出毒素。

　　运动排毒：皮肤上的汗腺和皮脂腺是最佳的排毒管道，通过运动出汗的方式，可以排出其他器官无法解决的毒素，备孕女性在怀孕前一定要养成经常锻炼的好习惯，运动出汗至少要坚持每周三次。

● 不宜用"叶酸片"代替"小剂量叶酸增补剂"

　　备孕女性服用的叶酸增补剂每片叶酸仅含 0.4 毫克，而市场上专治贫血的叶酸片，每片叶酸含 5 毫克，并不适合备孕女性服用。所以，购买叶酸片时一定要看清叶酸含量，避免服用大剂量的叶酸片。

● 不宜住在新装修的房子里

　　家庭装修带来的污染对优生是个很大的威胁。装修材料中含有苯、甲醛等，对人体健康的损害是极大的，轻者可以引起呼吸道、消化道、神经系统、视力的慢性损害及高血压等疾病；重者可以致癌，如肺癌、白血病等。对女性来说，容易引起月经紊乱、不孕症；对已经怀孕的女性来说，容易导致妊娠并发症、胎儿不能正常发育、新生儿体质降低等。所以，准备生育的夫妻不要住在新装修的房子里，更不能住在用劣质材料装修的房子里。

营养食谱推荐

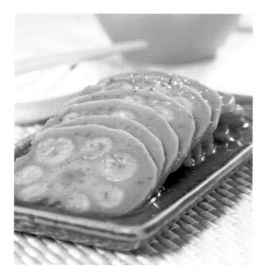

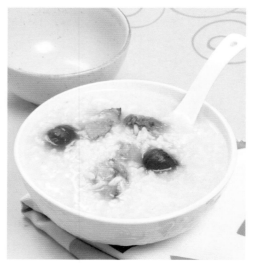

蜜汁糯米藕
缓解便秘

材料 老莲藕 500 克，糯米 150 克。

调料 蜂蜜、糖桂花、冰糖、白糖、番茄酱、食碱各适量。

做法

1. 糯米淘洗干净后，用温水浸泡半小时，沥干备用。

2. 去除莲藕外皮，把较大一头的蒂切掉 2.5 厘米，留作盖子。

3. 将糯米填入莲藕孔内，把蒂盖上，用牙签固定封口。

4. 将塞好糯米的藕放入锅内，注入没过莲藕的清水，加冰糖、白糖、番茄酱、食碱，大火煮沸后改小火续煮 4 个小时，开锅尝尝，比较黏稠了，即可把糯米藕捞出，稍微晾凉。

板栗牛腩粥
健脾补肝、强骨壮骨

材料 大米 15 克，牛腩 100 克，熟板栗 50 克（罐装）。

调料 冰糖 20 克，酱油、料酒、盐各 5 克，卤肉料包 1 包，鸡精和植物油适量。

做法

1. 牛腩洗净，放入锅中，加植物油、冰糖、酱油、料酒、卤肉料包和适量清水熬煮约 2 个小时至熟透，取出，切厚片。

2. 大米淘洗干净，放入锅中，熬成稠粥。

3. 在大米粥中倒入牛腩片、熟板栗，大火烧开，加入盐、鸡精调味，出锅即可。

菠菜炒猪肝
补铁，预防缺铁性贫血

材料　猪肝 150 克，菠菜 300 克。

调料　植物油、盐、蒜片、姜丝、料酒、酱油、水淀粉各适量。

做法

1. 猪肝切片，用凉水冲洗干净；菠菜洗净，切小段，沥干水分。

2. 锅置火上，倒入适量清水，烧开，将猪肝焯烫至八成熟后，捞起沥干备用。

3. 炒锅置火上，锅烧至五成热时倒入植物油，油热后爆香蒜片、姜丝，倒入菠菜，略炒。

4. 加入猪肝，倒少许料酒、酱油，调盐、水淀粉，略炒，出锅即可。

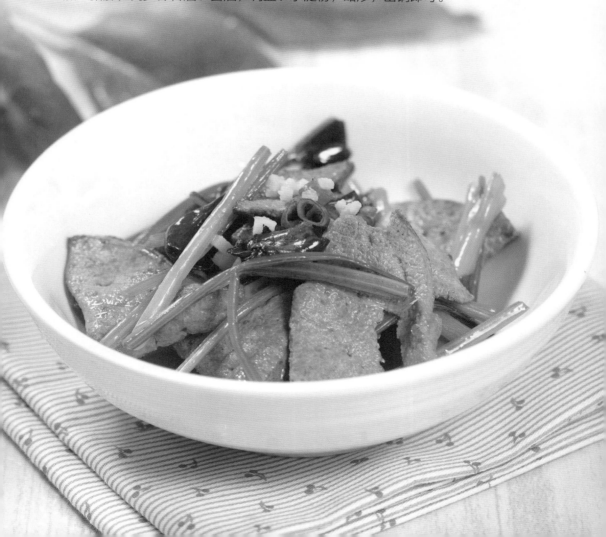

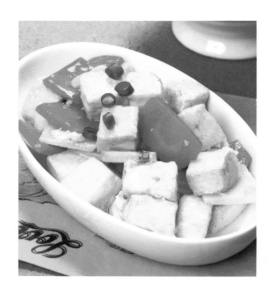

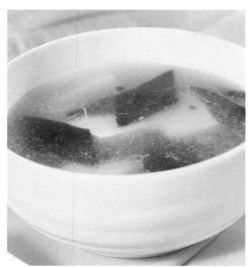

滑炒豆腐
补充蛋白质

材料 豆腐 300 克，冬笋、胡萝卜各 100 克，鸡蛋清 80 克。

调料 葱末、姜末、水淀粉各 5 克，花椒水 10 克，盐 3 克，植物油适量。

做法

1. 豆腐洗净，切小块，加少许盐、花椒水腌渍入味，加鸡蛋清、水淀粉拌匀；胡萝卜洗净，切片；冬笋洗净，切片。

2. 锅置火上，放植物油烧至五成热，放豆腐块、冬笋片、胡萝卜片，滑炒至熟，捞出，控油。

3. 锅留底油烧至七八成热，爆香葱末、姜末。

4. 加鲜汤烧开，放入豆腐块、冬笋片、胡萝卜片稍炒，加盐调味，用水淀粉勾芡，炒匀即可。

海带豆腐汤
促进脂肪分解

材料 北豆腐 200 克，海带 50 克。

调料 盐、葱花、姜末、植物油各适量。

做法

1. 先将海带用温水泡发，洗净，横切成一寸宽的长条，然后把海带条横放在砧板上斜切成菱形片。

2. 将豆腐横切成大块，放入锅内加水煮沸，捞出晾凉后，改刀切成小方丁备用。

3. 锅置火上，倒入植物油烧热，放入姜末、葱花煸香，放入豆腐丁、海带片，加入 1000 毫升清水，大火烧沸，加入盐改用小火炖 15 分钟，待到海带、豆腐入味时，即可出锅享用了。

孕期营养 咨询室

备孕女性问

服用避孕药期间能怀孕吗？

李大夫答

有研究表明，第三代复方短效口服避孕药激素含量低，停药后即可怀孕，且停用避孕药后立即怀孕，对宝宝也几乎没有危害。如果服用毓婷之类的紧急避孕药后意外怀孕，若考虑继续妊娠，则要做好产检，尤其是 B 超排畸大检查、唐氏综合征筛查等。长效口服避孕药内含激素成分及剂量与短效口服避孕药有很大不同，最好停药 3~6 个月后再怀孕。

备孕女性问

吃加铁的叶酸片会更好吗？

李大夫答

可以去医院做最普通的血常规检查，看看是否有缺铁性贫血。一般说来，如果饮食丰富，经常吃一定量的红肉、动物肝脏或动物血，基本就可以满足需要了。怀孕到中后期，孕妈妈对营养的需求逐渐增加，可能需要补充些维生素和矿物质的合剂，可根据医生的建议来补充。

备孕女性问

药物促排卵靠谱吗？

李大夫答

为了能够提高卵子质量，有些女性可能会去服用促排卵药物或其他偏方等。实际上，目前的药物只是针对某种疾病的特定的治疗方案，而对于健康女性想要提高卵子质量的需求并不对症。如果盲目用药，不仅不能提高卵子质量，反而会影响卵子质量。因此，如果存在怀孕障碍，必须在医生指导下再进行药物治疗。

专题

孕前 8 周~孕前 5 周
宜吃与忌吃的食物

宜吃

西蓝花
西蓝花不但营养含量高，而且全面。蛋白质、糖类、维生素C、膳食纤维、胡萝卜素及钙、钾等多种矿物质的含量都十分丰富。

全麦食物
全麦类食物含有丰富的糖类、B族维生素、铁、锌等，比精米精面含有更多的膳食纤维，能够为备孕女性补充每日所需的多种营养物质。

牛奶
牛奶是备孕女性补钙的最佳选择。牛奶中钙和磷的比例得当，有利于吸收。同时牛奶还是维生素D和钾的重要来源，能够为备孕女性提供良好的营养储备。

豆类
豆类中的蛋白质含量高、质量好，其营养价值接近于动物性蛋白质，是最好的植物蛋白。黑豆和黄豆等还可以提供备孕女性所需要的膳食纤维、铁、钙、锌等微量元素。

香蕉
香蕉的营养价值高，有"快乐水果"和"智慧果"的美誉，香蕉中含有丰富的膳食纤维，有清热解毒、预防便秘的功效，另外还含有大量的叶酸。

鸡蛋
鸡蛋是人类最好的营养来源之一，它可以给备孕女性提供最佳的蛋白质、氨基酸、微量元素，维生素的含量也很丰富。

番茄
番茄中维生素和矿物质含量丰富，生吃鲜番茄可以补充维生素C，熟吃番茄可以补充抗氧化剂。

苹果
"一天一苹果，医生远离我。"苹果富含多种营养成分，如维生素C、钙、钾、硒等，可以提高免疫力。

牛肉
牛肉含有丰富的蛋白质，其氨基酸组成接近人体需要，能帮助备孕女性提高抵抗力。中医认为，牛肉有补中益气、滋养脾胃、强健筋骨的功效。

海鱼
海鱼中含有丰富DHA、EPA、氨基酸等，且含量比例非常适合人体食用。

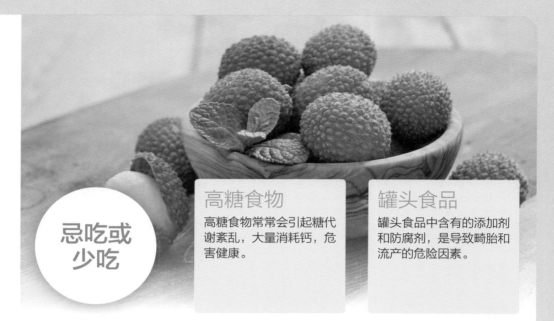

忌吃或少吃

高糖食物
高糖食物常常会引起糖代谢紊乱，大量消耗钙，危害健康。

罐头食品
罐头食品中含有的添加剂和防腐剂，是导致畸胎和流产的危险因素。

腌制食品
腌制食品虽然美味，但内含亚硝酸盐、苯丙芘等，对身体很不利。

引起过敏的食物
如果对某种食物有过敏史，备孕期间及孕期均不要食用此种食物，可以等过了哺乳期后再试着食用。

生肉
生肉中往往含有大量的细菌和病毒，如生鱼片等含有弓形虫，如果在还不知道怀孕的情况下急性感染弓形虫会对胎儿造成不利影响，所以备孕期一定要少食这些生食，最好不食。

白酒、啤酒
无论白酒还是啤酒，其所含酒精都是导致胎儿畸形和智力低下的重要因素。

温热补品
温热补品如人参、鹿茸、桂圆、荔枝、核桃仁等，尽量不吃。

方便食品
方便食品含高盐、高糖或者食品添加剂，尽量少吃方便面、方便快餐等。

油炸、辛辣食物
女性若经常进食油炸、辛辣食物，会加重自身身体不适，引起上火、便秘等症。油炸食物，如炸油饼、炸油条、炸糕、油炸馒头片等。辛辣食品，如辣椒、芥末、咖喱、花椒、麻椒等。

准备好 最优的种子

重点营养

[铁]
预防贫血

功效

1. 铁是生产血红蛋白的必备元素，而血红蛋白的功能是负责把氧气运送给全身各细胞。这个时期，胎宝宝需要靠吸收铁质来制造血液中的血红蛋白。
2. 增强疾病抵抗力。

摄入过多的危害： 摄入过多，可能会使备孕女性出现铁中毒症状，表现为消化道出血、肝硬化、糖尿病及皮肤色素沉着等。

摄入过少的危害： 吸收过少，备孕女性就会出现贫血现象。

每日建议摄取量： 20 毫克。

摄取来源： 动物肝脏、动物血液、蔬菜、水果等。

摄取注意事项： ①吃补铁的食物不要喝浓茶或咖啡。因为茶、咖啡中含有大量鞣酸，能与铁生成不溶性的铁质沉淀，从而妨碍铁的吸收。②多吃樱桃、猕猴桃、柠檬等维生素C含量高的食物，或多饮果汁，因酸性环境有利于铁的吸收。

重点营养

[碘]
促进大脑发育

功效

促进神经系统发育，合成甲状腺激素。

摄入过多的危害： 摄入过多，造成男性精子质量下降。

摄入过少的危害： 吸收过少，可能导致女性怀孕后自然流产、早产和死产。

每日建议摄取量： 150~200 微克。

摄取来源： 碘盐、海带、紫菜、虾米、海蜇、菜花、紫甘蓝。

摄取注意事项： 加碘的食盐应密封保存，炒菜时快出锅时再放盐，以免碘损失过多。

饮食原则
多吃提高生育能力的食物

对生育有益的食物：含有维生素和矿物质的食物能够增强体质，对生育是有好处的。这些食物主要包括石榴、香蕉、无花果、红枣、大蒜、杏仁、龙须菜、牡蛎等。

促进雌激素分泌的食物：这些食物富含色氨酸及酪氨酸，可以提高脑内血管紧张素及多巴胺的水平，这些化学物质可以促进雌激素的分泌，使得受精卵更容易着床于子宫内膜。富含色氨酸的食物有木瓜、红枣、芹菜、香蕉、杏干、胡萝卜、番薯、葵花子及杏仁等；酪氨酸多含于瘦肉、火鸡肉、鱼类（如鳕鱼、沙丁鱼等）、蟹、豆类及燕麦等食物中。

提高精子、卵子品质的食物：精子及卵子容易受自由基的损伤，富含黄酮的食品可以对其起到保护作用。黄酮是一种植物色素，它的存在使得水果呈现出了不同的颜色，而且，它本身有潜在的抗氧化能力，可以减轻自由基造成的损伤。富含黄酮类物质的食物有蓝莓、黑葡萄、橙子、桃子、李子及番茄等。

有利于精子生成及运输的食物：对于男性来说，某些营养素如锌和维生素 C，对于提高精子数目以及精子质量具有重要的作用。锌主要来源于坚果、蛋类、鱼类以及谷物等；维生素 C 主要来源于新鲜蔬菜和水果，如猕猴桃、番茄等。

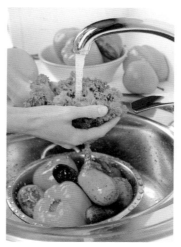

水果用淡盐水泡 30 分钟，再用清水冲洗干净即可。

对于女性来说，吃一些碱性食物有利于保持阴道分泌物正常，碱性环境适合运输精子，所以，富含碱性物质的蔬菜和水果是能够促进生育的，例如龙须菜、竹笋、土豆、苹果、牛油果、浆果、橄榄及桃子等，都是偏碱性的食物。

妇产科小词典

高血压

孕前血压控制不理想者，最好不要怀孕，因怀孕后血压会进一步升高。血压如果只是轻度升高，通过生活饮食和药物调整，是可以怀孕的。如果高血压已产生并发症，就应暂缓怀孕，待血压及并发症得到控制后再考虑怀孕。

备孕女性一周食谱推荐

	早餐 （方案1）	早餐 （方案2）	午餐 （方案1）	午餐 （方案2）	晚餐 （方案1）	晚餐 （方案2）
周一	馒头 芹菜拌豆腐丝 大米粥 鸡蛋	牛奶 面包 什锦菜	米饭 香菇油菜 清蒸带鱼 紫菜蛋花汤	绿豆芽肉丝 炒面 洋葱芦笋爆 鸡心 黄瓜海蜇丝	杂粮饭 莴笋炒肉片 胡萝卜菜心汤	豆沙螺旋花卷 香菜炒猪血 肉炒西蓝花
周二	牛奶 鸡蛋 面包 沙拉	麦片粥 花卷 鸡蛋 拍黄瓜	海米豆皮猪 肉水饺 凉拌藕片 可乐鸡翅	米饭 爽口木耳 黄瓜炒虾仁	参枣莲子粥 鸡丝粉皮 爆炒圆白菜	米饭 豆芽椒丝 菠菜炒猪肝
周三	灌汤包 蛋花汤	牛奶 面包 鸡蛋	香菇肉丁拌面 蒜蓉茄子 糖醋鱼块	米饭 黄瓜海蜇丝 油焖大虾	番茄牛肉炒饭 韭香牡蛎 草菇炒白菜	担担面 宫保虾仁 蒜香番茄炒 土豆
周四	花卷 豆浆 凉拌魔芋丝	牛奶 鹌鹑蛋 玉米面发糕	米饭 凉拌笋丁 肉丝炒黄瓜	红豆饭 炝西蓝花 肉炒胡萝卜丝	二米粥 烙饼 番茄炒菜花	南瓜馒头 腐竹拌芹菜 紫菜蛋花汤
周五	鲜虾酱汤面 凉拌金针菇	牛奶 蛋糕 鸡蛋	猪肉大葱包 盐水鸭肝 金沙玉米 香菇鸡汤	米饭 炒鱿鱼 素炒平菇	香菇素包子 葱香肉片 韭菜虾皮豆干	火腿冬瓜粥 蒜蓉空心菜 姜爆鸭丝
周六	牛奶 鸡蛋 面包 大拌菜	酱香西葫芦包 蛋花汤	米饭 海米冬瓜 溜鱼片 番茄牛腩汤	臊子面 腰果鲜贝 清炒苦瓜	米饭 蒜蓉冬瓜 宫保鸡丁	葱油花卷 翡翠金针菇 水晶虾仁
周日	芝麻花生粥 京味糊盒子 鸡蛋	牛奶 鸡蛋 面包 蔬菜沙拉	双色蝴蝶卷 什锦芹菜 青椒炒猪血	米饭 五香牛肉 菠菜木耳	元宝枣花卷 虾仁炒茭白 回锅肉 冬瓜腔骨汤	米饭 肉片炒菜花 西芹百合

饮食宜忌速查

● 合理膳食，维持标准体重

体重的变化情况会反映出怀孕效果的好坏。体重超重或偏轻的女性，在怀孕期间会遇到一系列的问题，而体重在正常范围内的女性则不会。备孕女性怀孕之前的体重对胎儿的影响不亚于怀孕期间体重增减的影响。

标准体重的计算方法为：身高减去 105（厘米），所得差值即为标准体重（千克）。实测体重 ×（1±10%）为正常体重；实测体重大于标准体重 10%～20%，则为过重；实测体重大于标准体重 20% 为肥胖；实测体重小于标准体重 10%～20% 为消瘦；实测体重小于标准体重 20% 为明显消瘦。

● 一日三餐定时吃

一日三餐要吃好，还要定时吃，早餐宜在 7—8 点，午餐宜在 12 点，晚餐选择在晚上 6—7 点。

营养搭配要均衡：为了孕育最棒的宝宝，备孕父母一定要平衡膳食，搭配科学，建议备孕父母科学安排日常饮食的摄取量。

● 适当的锻炼

女性在怀孕前适当锻炼，可以增强母体体质，同时促进机体代谢，具有协调和完善全身各系统功能的作用。男性运动不仅能强筋健骨，而且可以提高精子活力。

● 远离氟

高氟会影响胎儿的生长发育并使其智力受损；氟中毒所致的氟斑牙严重时，患者容易出现牙釉质碎裂脱落的情况；严重的氟骨症患者可发生关节畸形或残疾，从而丧失劳动能力。而且，氟对人体的危害可始于胎儿时期，容易使胎儿发生先天性氟中毒。

● 远离铅污染

铅对人类生殖功能的影响与剂量有关，血铅 25～400 克/升可导致男性精子异常、精子减少、精子畸形率增加、精子活动能力下降等。女性铅中毒容易使胚胎的生长发育受影响，如流产、胎儿死亡或发育迟缓、智力低下等。

● 警惕汞及其化合物的危害

汞会通过胎盘进入血液，从而对胎儿造成损害。在各种塑料、化工生产中用汞做催化剂，仪表、仪器中用汞做填充剂，无机汞和有机汞化合物还被用作杀虫剂、防腐剂和防霉剂。工业的发展增加了汞进入环境的可能性。汞及其化合物主要通过呼吸道进入人体。有机汞多是由于食用被其污染的食品而经口进入人体的。所以，备孕男性、女性都要警惕汞及其化合物。

营养食谱推荐

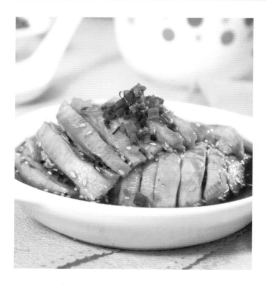

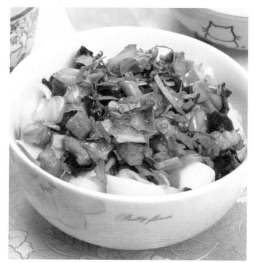

口水鸡
增强免疫力，强壮身体

材料 三黄鸡500克。

调料 料酒、辣椒粉、葱花、蒜末、姜末、酱油、盐、糖、醋、植物油各适量。

做法

1. 三黄鸡洗净，斩成块。
2. 锅内放水，加入葱花、姜末、料酒烧开，放入鸡块煮20分钟。
3. 煮好的鸡捞出过凉，沥干水分，切成小块，放入盘中。
4. 锅内倒植物油烧热，放入葱、姜、蒜末，爆炒出香味，关火，冲入辣椒粉中，沉淀后沥出的油就是红油了。
5. 将酱油、盐、糖、醋混合红油，搅拌均匀后，淋在鸡肉上面就可以了。

臊子面
增强免疫力，平衡营养吸收

材料 宽面条250克，猪瘦肉50克，水发木耳、水发黄花菜各30克，圆白菜80克。

调料 香菜末5克，盐、酱油、香油、植物油各适量。

做法

1. 猪瘦肉、水发木耳、水发黄花菜、圆白菜均洗净，切丁。
2. 锅内放植物油烧热，下入所有切好的材料煸炒。
3. 加盐、酱油调味，滴入香油，炒成臊子。
4. 将宽面条煮熟，盛入碗中，浇入臊子，撒上香菜末即可。

蒜蓉空心菜
通便，排毒，预防便秘

材料　空心菜 350 克，蒜 20 克。

调料　盐、鸡精、植物油各适量。

做法

1. 空心菜择洗干净，切成段；蒜去皮，洗净，剁成末。

2. 锅内倒植物油烧热，下蒜末爆香，放入空心菜煸炒，待空心菜变色后，加盐和鸡精调味即可。

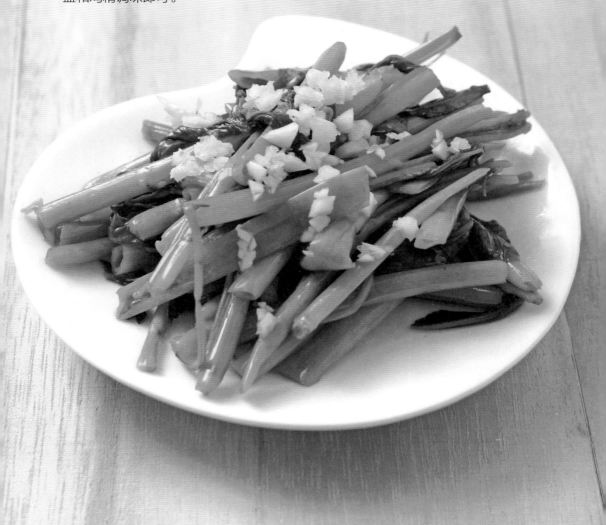

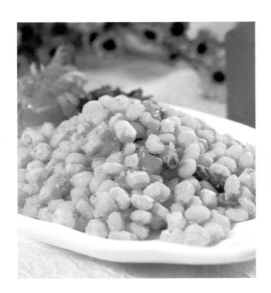

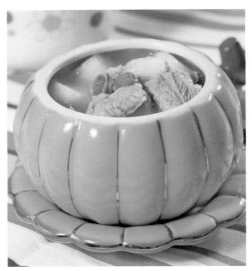

金沙玉米
健脾开胃，缓解便秘

材料 甜玉米罐头1罐（250克），青豆50克，红甜椒1个，咸蛋黄2个。

调料 沙拉酱、炼乳、淀粉、姜片、料酒、植物油各适量。

做法

1. 罐头甜玉米沥干水分；红甜椒洗净，去蒂去子，切成小粒，在不放油的锅中稍稍炒干水分。

2. 咸蛋黄用微波炉加热至熟，压成粉状。

3. 青豆洗净沥干，裹上一层淀粉，放入六成热的油锅炸至表面略微发皱。

4. 锅内放植物油，下姜片炝锅后夹出扔掉，咸蛋黄加料酒小火炒至沙状，然后放入玉米粒和青豆翻炒至熟，最后加入红甜椒粒再翻炒均匀，加入沙拉酱、炼乳即可起锅了。

冬瓜腔骨汤
补充钙质和维生素

材料 冬瓜200克，猪腔骨300克。

调料 葱段、姜片、料酒、盐、植物油、味精各适量。

做法

1. 将冬瓜削皮，去子，切成1厘米宽的长条，再将长条改刀切成1厘米长的块，放入沸水中焯水后，捞出备用。

2. 腔骨在砧板上剁成块，放入沸水锅中焯水后捞出，洗净备用。

3. 锅置火上，放入植物油烧热，下入葱段、姜片炝锅，加入料酒、1200毫升清水，放入腔骨，大火烧开，改小火炖1个小时，加适量盐、味精，再放入冬瓜块，炖15分钟至冬瓜熟软，即可出锅享用了。

孕期营养咨询室

孕妈问

服用紧急避孕药后的宝宝能要吗？

李大夫答

服用紧急避孕药期间意外怀孕的宝宝能不能要，要结合服用药物的时间和服用药物的种类、剂量等综合考虑。如果服药是在停经 3 周内（末次月经第 1 天开始计算），则是安全期，此时药物对胚胎的作用是"全或无"，即要么不能要，胎儿会自己流掉，要么几乎无影响，可以继续妊娠。受精 3~8 周是"高敏期"，此时胚胎分化活跃，对药物的敏感性较高，这个阶段服药的致畸率较高，怀孕期间要严格做好检查。

孕妈问

服用叶酸后，月经会不会推迟？

李大夫答

有的备孕女性刚开始吃叶酸，恰巧月经跟着不规律了，经过检查后又不是怀孕，于是就想是不是吃叶酸会导致月经推迟。其实吃叶酸是不会影响月经的。

女性如果出现月经推迟，首先需要用早孕试纸检查是否怀孕，排除怀孕可能后，应考虑是月经不调的情况，查找引起月经不调的原因。此外，对于备孕女性或孕早期女性来说，补充叶酸是必要的。

孕妈问

多吃水果，生出来的宝宝是不是就皮肤白？

李大夫答

多吃水果，能够补充维生素，让肌肤变得白嫩，因此有些人把它延伸了出去，认为备孕女性多吃些水果，以后宝宝的皮肤也会白白嫩嫩的。其实，这是没有科学道理的。有些水果含糖量较高，过量摄入不仅会增肥，而且会增加肾脏负担。但水果可以为人体补充丰富的营养，备孕女性根据自己的情况，每天吃 200~350 克的适量水果，肯定是利大于弊的。比如便秘的女性可以每天吃根香蕉。水果还可以搭配食用，如酸碱性搭配、温凉性搭配等。

专题

准确预测排卵期

　　女性在每个月经周期中，可能怀孕的时间仅有 5 天左右，受孕也只能发生在同房后的 2~3 天里，因此，掌握排卵期很重要。

　　下面介绍几种常用的预测排卵期的方法。

基础体温测量法

　　基础体温测量法是根据女性在月经周期中基础体温呈周期性变化的规律来推测排卵期的方法。一般情况下，排卵前，基础体温在 36.6℃以下，排卵后，基础体温上升 0.3~0.5℃，持续 14 天，从排卵前 3 天到排卵后 3 天这段时间是容易受孕期，可作为受孕计划的参考。

记录基础体温

　　1. 用体温计测量体温，然后在表格内相应位置上画圆点 "●" 标记，把各小圆点用线段连接起来，即成为基础体温曲线。记录时间从月经第一天起到下次月经开始的前一天。

　　2. 月经期间要注意观察并记录月经量：经量适中、正常时，用 1 个叉号 "×" 标记；经量较多时，记 "××"；经量特别少时，用顿号 "、" 标记。

　　3. 行房时，在体温圆点外加一圆圈，标记为 "⊙"。另外，如果能达到性高潮，在⊙上方加上 "↑"；有性兴奋但达不到高潮时，在⊙上加 "—" 标记；如果性感冷淡，则在⊙下方加 "↓" 标记。

　　4. 在接近排卵期时，要特别留意阴道分泌物的情况，量多、透明、拉丝长大于 5 厘米时，用 3 个加号 "＋＋＋" 在 "备注" 栏内相应位置做标记；拉丝长 3~5 厘米时，标记 "＋＋"；量不多且浑浊，拉丝长小于 3 厘米时，用 "＋" 标记。

　　5. 有失眠、感冒、腹痛、阴道出血等特殊情况时，在 "备注" 栏内相应位置处加以说明。

　　6. 接受检查、治疗或服药时，宜在 "备注" 栏内相应位置处做记录，在小方格中加 "↑" 表示开始，加 "↓" 表示结束。

测量体温的注意事项

1. 用来测量基础体温的体温计，刻度最好能精确到 0.05℃，精确到 0.1℃ 的也可以。

2. 晚上睡觉前把体温计的刻度甩到 35℃ 以下，放置在床边容易拿取、夜里翻身也不会碰到的地方，体温计周围不能有热源。

3. 第二天醒来时不要翻身、伸懒腰、上厕所，把温度计放入口中静卧 5 分钟后，取出来记录温度。

4. 经常倒班、上夜班、不能睡整夜觉的女性，可以将在一次睡眠满 6 个小时后醒来时测量的体温数值作为基础体温。

5. 最好从月经来潮第一天开始，坚持每天按时测量体温。

日程表推测法

大部分育龄女性的排卵时间在下次月经前 12～16 天（平均 14 天）。推测排卵日可以从下一次月经的大概日期向前推 14 天。这种方法比较简单，但误差较大。因此，我们推荐使用它改良了的方法。

计算公式

易孕期第 1 天 = 最短一次月经周期天数 − 18 天

易孕期最后 1 天 = 最长一次月经周期天数 − 11 天

在用这个公式计算之前，需要你连续 3 次观察、记录自己的月经周期，掌握月经周期的最长天数和最短天数，代入以上公式得出的数字分别表示"易孕期"的开始和结束时间。

月经周期的计算是从此次月经来潮的第 1 天到下次月经来潮的第 1 天。

举例来说，某育龄女性前 3 个月的月经周期最长为 30 天，最短为 28 天，代入公式为：易孕期第 1 天：28 天 − 18 天 =10 天；易孕期最后 1 天：30 天 − 11 天 =19 天。

说明这位女性的易孕期开始于本次月经来潮的第 10 天，结束于本次月经来潮的第 19 天。

如果通过观察发现，你的月经很规律，为 28 天 1 次，那么，你可将月经周期的最长天数和最短天数都定为 28 天，代入公式，计算出你的易孕期为本次月经来潮的第 10～17 天。

宫颈黏液推测法

宫颈黏液推测法是根据宫颈黏液分泌的理化性质改变来观察排卵发生时间的一种方法。

宫颈黏液由子宫颈管里的特殊细胞所产生，随着排卵和月经周期的变化，其分泌量和性质也会发生变化。

宫颈黏液的 3 种类型

1. 不易受孕型宫颈黏液：这种黏液出现在月经结束后，持续 3 天左右。这时的宫颈黏液少而黏稠，外阴部呈干燥状且无湿润感，内裤上不会沾到黏液，不容易受孕。

2. 易受孕型宫颈黏液：这种黏液出现在月经周期中的第 9 天以后，随着卵巢中卵泡的发育，雌激素水平升高，宫颈黏液逐渐增多、稀薄、呈乳白色。这时，外阴部有湿润感。

3. 极易受孕型宫颈黏液：临近排卵期，雌激素进一步增加，分泌的宫颈黏液含水量多，清亮如蛋清状，黏稠度最小，滑润而富有弹性，用拇指和食指可把黏液拉成很长的丝状（可达 5 厘米以上），这时，外阴部有明显的湿润感。出现这种黏液时，在前后 24 小时之内会发生一次排卵。

观察法

观察宫颈黏液时，每天需要数次，一般可利用起床后、洗澡前或小便前的机会，用手指从阴道口取黏液，观察手指上黏液的外观、黏稠度并用手指做拉丝测试；重点观察黏液从黏变稀的过程，一旦黏液能拉丝达数厘米时，就应认为处于排卵期。

注意事项

1. 观察宫颈黏液前，一定要将手洗干净。

2. 观察宫颈黏液的前一天晚上最好不要同房，这样观察的结果会更加准确。

3. 对宫颈黏液的观察可能需要 2~3 个月的练习才能判断得比较准确。

4. 阴道内宫颈黏液的变化受多种因素的影响，如阴道严重感染、阴道冲洗、性兴奋时的阴道分泌物、同房后的黏液等。

排卵试纸推测法

锁定易孕期

掌握自己的月经周期，用最短的月经周期减 18，最长的月经周期减 11 就可以得出答案，例如你的月经周期是 30～32 天，用 30－18=12，32－11=21，那么，易孕期就是 12～21 天，在这期间使用排卵试纸进行测试即可。考虑到精子和卵子的存活时间，一般将排卵日的前 3 天和后 3 天，连同排卵日在内共 7 天称为排卵期。在排卵期内同房容易受孕，所以，排卵期又称为易受孕期。在预计排卵前的 3 天内和排卵发生后的 3 天内同房最容易怀孕。

使用方法

用洁净、干燥的容器收集尿液。收集尿液的最佳时间为上午 10 点至晚上 8 点。尽量采用每天同一时刻的尿样。将测试纸有箭头标志线的一端浸入尿液中，约 3 秒钟后取出，平放 10～20 分钟，观察结果。液面不可超过 MAX 线。

结果判定

阳性： 在检测区（T）及控制区（C）各出现一条色带。T 线与 C 线同样深，预测 48 小时内排卵；T 线深于 C 线，预测 12～24 小时内排卵。

阴性： 仅在控制区（C）出现一条色带，表明未出现黄体生成激素高峰或峰值已过。

无效： 在控制区（C）未出现色带，表明检测失败或检测条无效。

提示

1. 每天测一次，如果发现阳性逐渐转强，就要提高检测频率了，最好每隔 4 小时测一次，尽量测到强阳性，排卵就发生在强阳转弱的时候，如果发现快速转弱，说明卵子要破壳而出了，要抓住强阳转弱的瞬间。

2. 收集尿液前 2 小时应减少水分的摄入，因为尿样稀释后会妨碍黄体生成激素高峰值的检测。

3. 注意，不能使用晨尿进行检测。

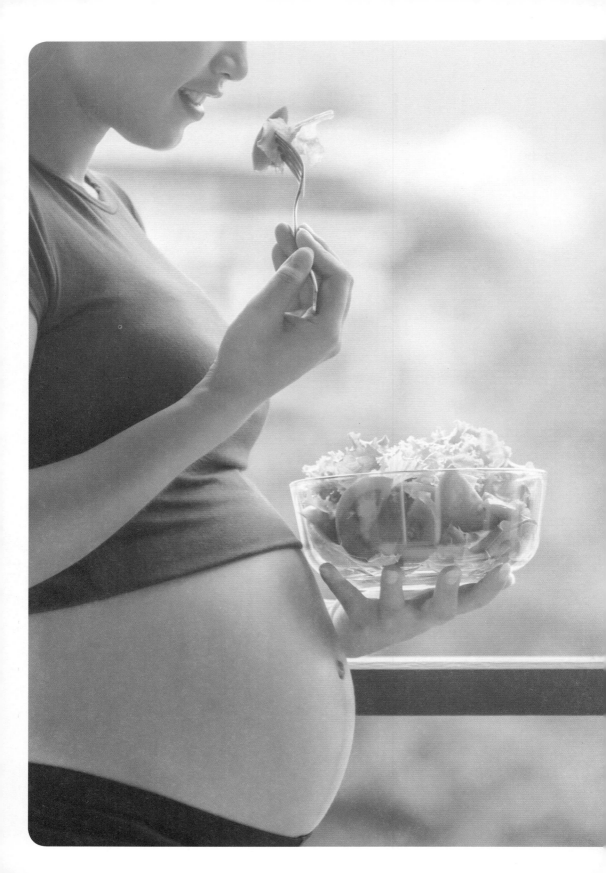

孕期40周

长胎不长肉，避免巨大儿

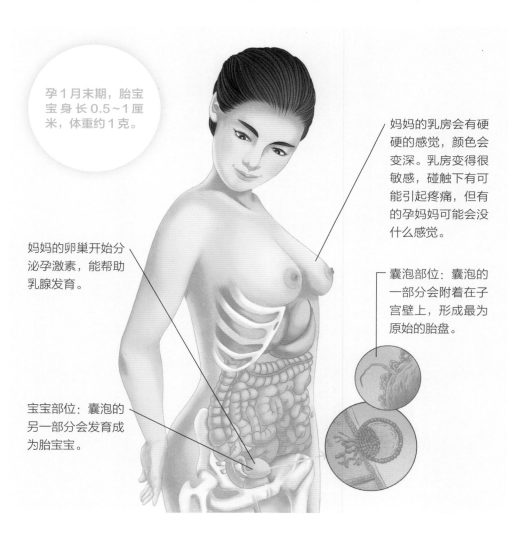

孕1周~孕4周 新生命的起源

宝宝成长 VS 妈妈的变化

这个月，我从一个小小的受精卵发展为一个胚胎，开始了我的生命之旅。

孕1月末期，胎宝宝身长0.5~1厘米，体重约1克。

妈妈的乳房会有硬硬的感觉，颜色会变深。乳房变得很敏感，碰触下有可能引起疼痛，但有的孕妈妈可能会没什么感觉。

妈妈的卵巢开始分泌孕激素，能帮助乳腺发育。

囊泡部位：囊泡的一部分会附着在子宫壁上，形成最为原始的胎盘。

宝宝部位：囊泡的另一部分会发育成为胎宝宝。

重点营养

[叶酸]

合成 DNA，降低神经管缺损率

功效
1. 对胎儿身体各器官的形成是必不可少的。
2. 对胎儿神经系统的发育，叶酸也是非常重要的。

摄入过多的危害：摄取过多，可能掩盖维生素 B_{12} 缺乏的症状，引起锌缺乏，加重妊娠反应；还可能引起胎儿生长发育障碍及后天性发育不良及智力损伤，免疫力降低。

摄入过少的危害：吸收过少，可能影响胎儿的中枢神经系统的发展，容易导致先天性神经管缺损，还可能导致早产。

每日建议摄取量：从孕前 3 个月开始，到怀孕后 3 个月，每天 0.4~0.6 毫克。

摄取来源：食物来源：深绿色蔬菜、全谷类、豆类、水果等；营养补充剂：叶酸片（0.4 毫克 / 片）。

摄取方式：空腹吃，吸收最好。

摄取注意事项：虽然含有叶酸的食物有很多，但因为叶酸很容易流失，从一般的饮食中不太容易摄取到足够的量，所以建议准备怀孕和处于怀孕初期的女性补充叶酸制剂。

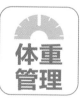

体重管理

孕 1 周～ 孕 12 周 略有增加或略有下降

胎宝宝：胎儿还没有完全成形，主要是胚胎的发育，胎儿主要器官也在这一时期形成。从第 1 个月到第 3 个月，胎宝宝从 2cm 长到 9cm，体重也从 3 克长到 48 克。

孕妈妈：孕妈妈的体形并没有太大的转变，但胸部会开始有些发胀。大部分孕妈妈的体重增长仅为 1~1.5 千克，还有一些孕妈妈由于孕吐或其他原因体重不增反降，这些都是正常的。

妇产科小词典

着床性出血

如果确定出血来自子宫内，需要做进一步的相关检查。如果经过 B 超检查，发现胎囊正常，而且出血出现在月经该来的日子，但量少且时间短，可能是着床性出血。这是因为孕妇卵巢的黄体素分泌少，不能完全遏制子宫黏膜的周期性改变引起的。遇到这种情况，一般无须担心，这不会影响以后的怀孕。

营养需求
保证维生素的摄入量

　　第1个月孕妈妈往往不知道自己已经怀孕了，不太注意饮食的问题。其实，此时就应该多吃富含氨基酸和优质蛋白质的食物，并且多吃新鲜瓜果，保证维生素C的摄入，进而提高孕妈妈的抵抗力。

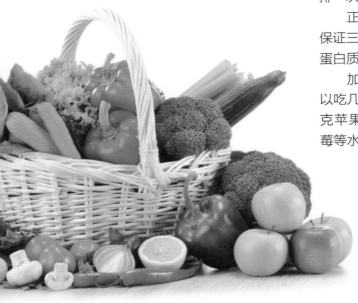

饮食原则
选自己喜欢吃的

　　保证规律生活：怀孕第1个月的营养需求与孕前没有什么太大的变化，如果孕前的时候生活规律，现在只要保持就可以了。

　　饮食安排：孕妈妈怀孕后最好坚持在正常的三餐基础上，在两餐之间各安排一次加餐。

　　正常三餐补充的热量应该占90%，保证三餐摄入足够的营养素，特别是优质蛋白质、脂肪、糖类等营养物质。

　　加餐一般占全天总热量的10%，可以吃几颗核桃、花生、瓜子等坚果，100克苹果、桃、橘子、猕猴桃、香蕉、草莓等水果，酸奶1份。

孕妈妈多吃新鲜的瓜果蔬菜，保证维生素的摄入，有助于提高自身的抵抗力。

宝宝发育与核心营养素

妊娠周数	胎儿器官系统发育	需重点补充的营养素	食物来源
第1周 ～ 第4周	是一个小小的"胚芽"，长度只有1厘米左右，体重只有1克	脂肪、蛋白质、糖类、钙、维生素C、B族维生素	牛奶、鱼、蛋、豆制品、水果和深绿色蔬菜

孕妈妈一周科学食谱推荐

	早餐	加餐	午餐	加餐	晚餐	加餐
周一	牛奶 馒头 芝麻酱	苹果 酸奶	米饭 豆腐干炒芹菜 排骨烧油菜 蛋花汤	草莓 面包	米饭 鲜菇鸡片 海蛎烧油菜	牛奶
周二	红豆粥 牛奶 凉拌蔬菜	全麦面包	蛋炒饭 番茄虾仁冬瓜汤 红烧鳝鱼	香蕉	米饭 红烧带鱼 黑木耳炒茭白	酸奶 饼干
周三	牛奶 馒头 鸡蛋	苹果	蛋炒饭 清炒虾仁 蒜蓉菠菜	草莓 面包	米饭 豆腐干炒芹菜 排骨烧冬瓜 紫菜汤	牛奶
周四	牛奶 猪肚大米粥 花卷 蔬菜	叶酸果蔬汁 消化饼	米饭 菠菜炒猪肝 黑木耳炒黄花菜 菠菜鸡蛋汤	核桃 饼干	荞麦面条 蒜蓉蒿子秆 豆芽蘑菇汤	牛奶 威化饼干
周五	鸡肉虾仁馄饨 大拌菜	全麦面包	米饭 黑椒牛柳 麻酱莜麦菜	香蕉	葱花饼 尖椒炒鸡蛋 红枣莲子鸡汤	牛奶
周六	猪肉粥 鸡蛋	苹果	家常手擀面 莲藕玉米排骨汤 香椿拌豆腐	核桃 红枣	虾仁炒饭 韭菜炒猪腰 肉片炒香菇	牛奶
周日	山药糯米粥 花卷 鸡蛋	全麦面包	香菇肉丝盖浇饭 蒜泥茄子 西湖牛肉羹	香蕉	猪肉大葱包 海米炒黄瓜 熘鱼片	牛奶

饮食宜忌速查

● 补充叶酸

在孕早期，胚胎的主要器官正在发育，因此，孕妈妈除了维持正常且均衡的饮食外，还应注意多补充叶酸。叶酸如果缺乏的话，容易造成胎儿神经方面的缺陷。

● 吃容易消化的食物

孕早期出现早孕反应，容易呕吐，此时要适当吃些易消化、容易吸收的食物，如花卷、面条、面包等。

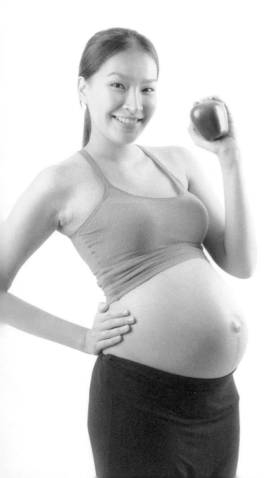

● 能量与孕前维持平衡

不是怀孕了就要多吃，在孕早期只要与孕前维持平衡即可。孕早期基础代谢增加不明显，胚胎发育缓慢，母体体重、乳房发育变化很小，所以热能的摄入量只要与孕前持平，能满足需要即可。

脂肪主要来源于动物油和植物油。植物油中如香油、豆油、花生油、玉米油等既能提供热能，又能满足母体和胎宝宝对脂肪酸的需要，是食物烹调的理想用油。

● 水也是不容忽视的"营养素"

水、新鲜空气和阳光是孕妈妈最容易忽视的营养素。

孕妈妈除了需要补充必要的食物营养外，还需要补充足够的水。因为水占我们人体体重的60%，是体液的主要成分，并且水还能调节体内各组织及维持正常的物质代谢。饮水不足可能产生干渴的感觉，最重要的是会影响体液的电解质平衡和营养的运送，所以孕妈妈要养成爱喝水的好习惯。

但是孕妈妈饮水要适量，每天1~1.5升水即可。如果摄入过多，多余水分无法排出体外，会引起水肿，所以孕妈妈要根据季节和身体情况调节水的摄入量。

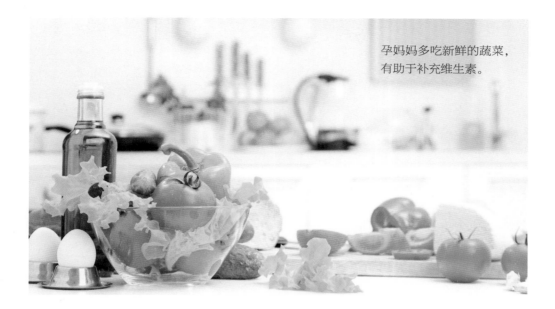

孕妈妈多吃新鲜的蔬菜，有助于补充维生素。

● 宜补锌补铁

在孕早期，胎宝宝的器官发育特别需要维生素和矿物质，尤其是叶酸、铁、锌，其有助于胎儿的健康发育。但是，孕妈妈通常很难确定自己什么时候怀孕，所以必须从准备怀孕开始，就要注意补充额外的维生素和矿物质。因为怀孕后，孕妈妈的血容量扩充，铁的需要量就会增加。如果不注意铁的摄取，容易患上缺铁性贫血。此外，补充足够的锌对胎儿器官的早期发育很重要，可以防止流产和早产。

● 没有食欲也要吃

早孕反应致使孕妈妈没有食欲，看见食物不想吃，油腻的食物还会引起恶心。但没有食欲也要吃东西。没有食欲的时候可以多吃些水果，食欲稍好时就抓紧机会吃饭。

● 吃一些缓解疲劳的食物

孕妈妈可吃些能够缓解疲劳的食物，如紫甘蓝、菜花、芹菜、莜麦菜、萝卜缨、小白菜等；钙质是压力缓解剂，多食乳类及乳制品、豆类及豆制品、海产品、肉类等来补充钙质。

此外，多食一些干果，如花生、杏仁、腰果、核桃等，驱赶疲劳的功效也比较好。

● 多吃鱼好处多

孕妈妈多吃鱼，特别是海产鱼，能促进胎宝宝的脑部发育。因此，孕妈妈在日常膳食中应适当增加鱼类食物的摄入。青鱼、沙丁鱼、鲐鱼等海鱼含有大量的微量元素、磷脂、氨基酸、不饱和脂肪酸等。

不挑食偏食的孕妈妈，该吃什么吃什么

有的孕妈妈刚一得知怀孕的消息后，家里就开始迫不及待地给补充营养。孕期饮食非常重要，摄入的营养不仅为孕妈妈自身提供所需的养分，还为宝宝的发育提供营养。毫无疑问，孕妈妈需要比平时消耗更多的能量，需要更多的营养。但是怀孕第一个月，完全可以延续之前的饮食习惯。现在生活条件好，食物种类丰富，孕妈妈只要平时饮食不挑食、不偏食，营养就能够满足早期胎宝宝发育了。

油、盐、调味料比平时少用点

如果在孕前口味偏重，怀孕后就要好好管管自己的嘴巴了，否则不仅会给孕妈妈的怀孕过程带来不适，还会影响胎宝宝的发育。因此，最好给孕妈妈准备低油、低盐、清淡的饮食。

李宁告诉你

不必拼命吃，否则肉都长自己身上了

如果刚怀孕就大补特补，生怕孩子输在起跑线上，那么胎宝宝不需要的营养就会全部长在自己身上，反而容易造成肥胖。

我坐诊时，就碰到这样一个孕妈妈，她当时怀孕第一个月就长了 3 千克，也不按饮食计划来，整个孕期下来体重超标不说，生完也没恢复，直到现在还很胖。

坚果、瘦肉还有鱼，蛋白质和脂肪同补

坚果如核桃、花生、开心果、碧根果等，瘦肉如猪瘦肉、牛瘦肉等，鱼如三文鱼、鲈鱼等，孕妈妈适宜多吃这些食物。因为其中含有优质蛋白质和一定量的脂肪，蛋白质构成胎宝宝的身体组织，脂肪是胎宝宝大脑和神经发育不可少的。

三餐定时定量，不突然多吃或少吃

一日三餐要定时定量，不要为了保持身材盲目节食，也不要为了胎宝宝生长放开吃。谷薯类、蔬果类、肉蛋类、奶豆类等食物都要吃一些，做到营养均衡，以保证宝宝的成长需求。

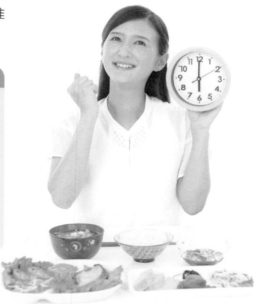

不要贪食冷饮

冷饮对孕妈妈的肠胃不利。孕妈妈的肠胃对冷热的刺激非常敏感，多吃冷饮容易使胃肠道血管突然收缩，胃液分泌减少，消化功能降低，从而引起食欲不振、消化不良、腹泻等症状。此外，腹中的胎宝宝对冷的刺激也很敏感，孕妈妈多吃冷饮会刺激到胎宝宝，使其躁动不安。

远离刺激性食物

一般来说，葱、姜、蒜、辣椒、芥末、咖喱粉等调味品，能促进食欲，提升食物的味道。但是，这些刺激性的食物一般具有较重的辛辣味道，孕妈妈食用后，其容易随着身体的血液循环进入胎宝宝体内，给胎宝宝带来不良的刺激。另外，在怀孕期间，孕妈妈大多会呈现血热阳盛的状态，这些辛辣食物性质都属辛温，容易加重孕妈妈血热阳盛，从而会导致口干舌燥、生口疮等不适。

拒绝咖啡因

研究发现，咖啡因有可能会造成胎儿畸形和流产，咖啡因会加快胎儿心跳速度及新陈代谢的速度，因此对胎儿有不良影响，咖啡因也会降低母体血液流入子宫的速度，从而使供给胎儿的血液中氧气量与养分降低，影响胎儿发育。此外，摄入过多的咖啡因，还会影响铁质的吸收。

不宜多喝浓茶

茶叶中的鞣酸，可以和食物中铁元素结合成一种不能被吸收的复合物，所以孕妈妈过多饮茶，可能导致贫血。

孕妈妈可以改食无害的天然酸性食物，如番茄、樱桃、杨梅、石榴、海棠果、橘子、草莓、酸枣、葡萄等。

不宜多喝汽水

汽水中含有磷酸盐，进入肠道会与食物中的铁质发生反应，形成不容易被人体吸收的物质，所以大量饮用汽水会妨碍铁的吸收，导致孕妈妈出现缺铁性贫血，对孕妈妈和胎儿都不利。

不宜吸烟、饮酒

烟草中的尼古丁会抑制卵子的输送和受精卵的着床，或使受精卵的着床部位发生异常。另外，吸烟会降低机体的体液和细胞免疫功能，增加女性生殖道感染的机会。酒精会通过胎盘进入胎儿体内，直接对胎儿产生毒害作用，不仅使胎儿发育缓慢，而且可造成某些器官的畸形与缺陷，如小头、小眼、下巴短，甚至发生心脏和四肢的畸形。

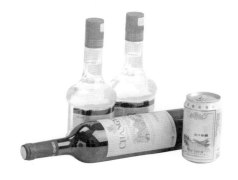

营养食谱推荐

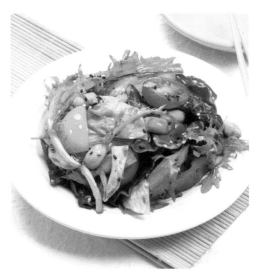

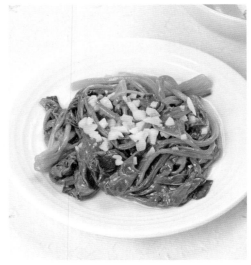

大拌菜
开胃促消化

材料 紫甘蓝 100 克，彩椒 80 克，红圣女果、黄圣女果各 50 克，苦菊 30 克，生菜 120 克，熟花生米 30 克，熟黑芝麻、白芝麻各 3 克。

调料 白糖、酱油、醋各 8 克，盐 3 克，香油适量。

做法

1. 将紫甘蓝、彩椒、红圣女果、黄圣女果、苦菊、生菜分别洗净，紫甘蓝、彩椒、生菜分别切成片，圣女果对剖。

2. 所有食材放在一起，加盐、酱油、醋、白糖、香油拌匀，装盘撒上黑芝麻、白芝麻即可。

蒜蓉菠菜
助消化

材料 菠菜 300 克，大蒜 20 克。

调料 盐、白糖、香油、植物油、鸡精各适量。

做法

1. 菠菜择洗干净；大蒜去皮，洗净，剁成蓉。

2. 把菠菜放入加有盐的沸水中焯烫，捞出，沥干。

3. 锅置火上，放入植物油烧热，下蒜蓉煸香。

4. 放入菠菜，加盐、白糖、鸡精炒至入味即可。

叶酸果蔬汁

预防胎儿先天性神经管畸形

材料 西芹 50 克，彩椒（黄）50 克，
菠萝（去皮）150 克，柠檬 30 克。

做法

1. 西芹择洗干净，切段；彩椒洗净，去
子，切小块；菠萝切小块，放盐水中
浸泡约 15 分钟，捞出冲洗一下；柠檬
洗净，去皮和子，切小块。

2. 将上述食材放入果汁机中，加入适量
饮用水搅打即可。

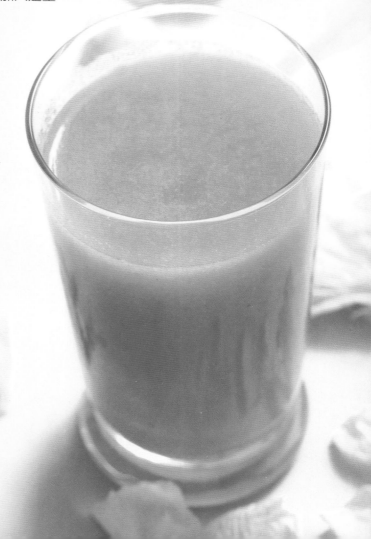

孕期营养 咨询室

孕妈问

在不知道怀孕的情况下吃了避孕药，会对胎儿有影响吗？

李大夫答

一般情况下，可遵循"全或无"定律，解释为"不是生存，就是死亡"。定律是这么说的：若用药是在胎龄一周内，对胎儿的影响或者是因药物导致胚胎死亡，或胚胎不受影响。也就是说在这段时期用药，只要胚胎不死亡，就能正常发育。但是，如果对用药的时间比较模糊，最好去医院检查，在医生指导下决定是否保胎。

孕妈问

孕妇奶粉含有叶酸，可以跟叶酸片一起吃吗？

李大夫答

一般来说，孕期每天补充叶酸片 400 微克，再加上每天膳食中摄入的叶酸基本够用了。至于在此基础上再摄入其他食品时，强化的叶酸是否会造成过量，不同的人会有不同的结果。如果每天摄入的孕妇奶粉中叶酸的量不超过 400 微克，即总补充量不超过 800 微克，从理论上说没有问题。但具体到每个人，最好进行血清或红细胞叶酸的检查，并根据检查结果来决定个体化叶酸的摄入量。

孕妈问

没有备孕，发现怀孕的时候已经怀上一个月了，没有特别注意饮食怎么办？

李大夫答

怀孕后的 1~3 个月是胎宝宝生长相对较慢的时期，所需要的营养不是很多，只要平时饮食习惯正常的孕妈妈就不用额外补充营养，所以即使第一个月没有特别关注饮食，一般也不会有太大影响。

孕妈问

总是犯困，该怎么办？

李大夫答

爱犯困是这一时期孕妈妈都会感觉到的，最好的办法就是想睡就睡会儿。但是作为职场孕妈妈，可以吃根香蕉提提神。香蕉中的钾和镁等物质有助于缓解疲乏。

孕妈问

李大夫答

我有喝茶的习惯，怀孕后能继续喝茶吗？

　　在怀孕初期最好不要喝太多茶，因为前 3 个月是胎宝宝神经系统形成的时期，茶叶中的茶碱和咖啡因等成分会影响胎宝宝的发育。4 个月开始，可以根据体质喝些淡茶，最好在饭后 1 小时再饮用，这样就不会影响铁的吸收了。但是一定不能喝浓茶，也不宜在睡前喝茶，以免影响睡眠。

孕妈问

李大夫答

能吃补气血的药膳吗？

　　是药三分毒，即使是中药也不能说是完全无害的，有一些常用的补气血的中药，对孕妈妈本身没有伤害，却会影响胎宝宝。建议最好不要随便用中药滋补，可以选一些药食同源的食物进行食补，例如花生、红枣、红糖、红豆、樱桃、葡萄等。

孕妈问

李大夫答

孕期要吃营养滋补品吗？

　　有的孕妈妈家庭条件好，恨不得每天一只海参、一碗燕窝，目前没有明确研究证明吃这些食物对孕妈妈和胎宝宝有很大的益处。并且海参、燕窝等滋补品中的蛋白质、糖类以及一些矿物质完全可以从普通食物中摄取，而燕窝、海参等如果孕前没吃过，孕期也不宜轻易尝试，以免引起过敏反应。

孕妈问

李大夫答

怀孕后是否需要吃更多的奶制品？

　　胎儿的生长发育需要吸收大量的钙质，这会使得孕妈妈的血钙含量降低。虽然孕妈妈的机体会自动分泌一种激素，促使身体产生维生素 D，提高钙的吸收率，使孕妈妈血钙恢复正常，但是，孕妈妈适当吃奶制品还是十分必要的，不过每天奶摄入量 300~500 克就足够了，不必更多。并且最好选择脱脂或半脱脂奶制品，而不是含有丰富的饱和脂肪酸的全脂奶制品或奶酪。半脱脂奶或脱脂奶含有同样多的矿物质，脂肪含量却很少。

孕 5 周 ~ 孕 8 周　构筑基本的雏形

宝宝成长 VS 妈妈的变化

　　这个月，我还处在胚胎状态，但慢慢地，开始发展出人类的特征，如长出鼻子、眼睛、手脚等。此时的我在笨拙而努力地用自己的方式，勾勒出独一无二的轮廓。

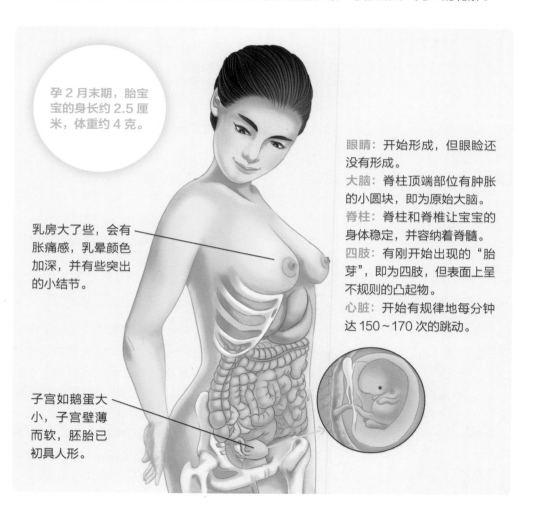

孕 2 月末期，胎宝宝的身长约 2.5 厘米，体重约 4 克。

乳房大了些，会有胀痛感，乳晕颜色加深，并有些突出的小结节。

子宫如鹅蛋大小，子宫壁薄而软，胚胎已初具人形。

眼睛：开始形成，但眼睑还没有形成。
大脑：脊柱顶端部位有肿胀的小圆块，即为原始大脑。
脊柱：脊柱和脊椎让宝宝的身体稳定，并容纳着脊髓。
四肢：有刚开始出现的"胎芽"，即为四肢，但表面上呈不规则的凸起物。
心脏：开始有规律地每分钟达 150~170 次的跳动。

重点营养

[维生素 D]
强化骨骼，保持皮肤健康

功效
1. 对于胎儿的骨骼、牙齿、神经和肌肉的发育来说，维生素 D 是不可缺少的。
2. 能帮助维生素 A 的吸收，间接促进胎儿的皮肤健康。

摄入过多的危害： 摄入过多，会过度促进胎儿的小肠和骨骼吸收钙质，胎儿容易患高钙血症。

摄入过少的危害： 妈妈发生骨软化或骨质疏松，宝宝骨骼发育不良。

每日建议摄取量： 孕早期每天 5 微克，孕中后期每天 10 微克。

摄取来源： 蛋黄、鱼肝油等。

摄取方式： 搭配油脂，吸收最好。

摄取注意事项： 自然界中，含有维生素 D 的食物不多，不过皮肤受到阳光的照射后，阳光中的紫外线会促进体内物质（7- 脱氢胆固醇）自动转换成维生素 D，所以，孕妈妈不妨在天气晴好的时候外出走走，晒晒太阳，以获得足够的维生素 D。

妇产科小词典

宫外孕

宫外孕是胚胎在子宫腔以外的地方着床，最常见的是着床于输卵管。宫外孕也可能发生阴道出血。当发生输卵管妊娠时，胚胎发育使输卵管膨胀，最后可能导致输卵管壁破裂，发生腹腔内大出血，危及孕妈妈的生命。

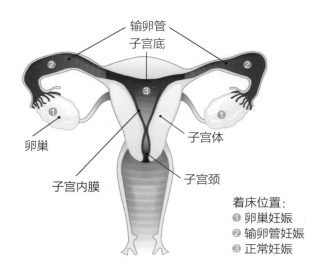

输卵管
子宫底
卵巢
子宫内膜
子宫体
子宫颈

着床位置：
❶ 卵巢妊娠
❷ 输卵管妊娠
❸ 正常妊娠

营养需求
适当补充叶酸

　　孕早期的孕妈妈体重增长比较缓慢，所需营养与未孕时比较接近，所以饮食结构不用做什么新的调整，只要保证营养丰富全面、搭配合理就可以了。但需要注意叶酸的摄入，预防出现畸形儿。

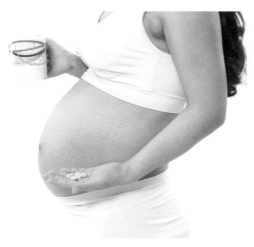

孕妈妈在孕 2 月仍然要补充叶酸，预防畸形儿的发生。

饮食原则
克服妊娠反应，积极补充营养

　　补充水分：孕早期，妊娠反应比较明显，剧烈的呕吐容易引起人体的水盐代谢失衡。所以，应注意补充水分，多吃新鲜的水果和蔬菜。

　　保证全面营养：此时，胎宝宝的主要器官开始全面形成，孕妈妈的饮食要能够满足胎宝宝的正常生长发育和孕妈妈自身的营养需求。

　　少食多餐，减轻妊娠反应：妊娠反应带来的恶心、厌食，影响了孕妈妈的正常饮食，可以通过变化烹饪方法和食物种类，少食多餐，来保证自己的营养。

　　增加优质蛋白质的摄入：此时，孕妈妈每日应摄入蛋白质 65~70 克，来满足胎宝宝的发育。孕妈妈一定要通过食物获得足够的优质蛋白，还要多吃奶类及水果、蔬菜。

宝宝发育与核心营养素

妊娠周数 第 5 周 ~ 第 8 周	胎儿器官系统发育	需重点补充的营养素	食物来源
	胎宝宝神经系统和循环系统开始分化	脂肪、蛋白质、钙和维生素 D	牛奶、鱼、蛋和红绿色蔬菜
	胎宝宝面部器官开始发育	蛋白质、钙、铁、铜、维生素 C	鱼、蛋、红绿色蔬菜、肝脏等

孕妈妈一周科学食谱推荐

	早餐	加餐	午餐	加餐	晚餐	加餐
周一	蛋炒饭 牛奶 蔬菜	苹果 核桃	黑豆饭 什锦烧豆腐 山药羊肉	牛奶	米饭 红烧带鱼 番茄菠菜	豆浆 酸奶
周二	馒头 小米粥 小葱拌豆腐 鲜柠檬汁	牛奶	米饭 鲜蘑炒豌豆 菠菜鱼片汤	橘子	面条 胡萝卜焖牛肉 香菇豆腐	酸奶 饼干
周三	豆浆 馒头 鸡蛋	橘子 酸奶	米饭 清炖鸡汤 青椒肉丝拌芹菜	柚子	花卷 鸡蛋炒蒜苗 虾皮紫菜汤	牛奶 饼干
周四	全麦面包 牛奶 鸡蛋 凉拌蔬菜	苹果	肉丝面 番茄炒豆腐	酸奶 饼干	米饭 咸水猪肝 韭菜炒虾仁	牛奶 麦麸饼干
周五	生姜粥 鸡蛋 花卷	苹果汁	米饭 大白菜炒肉片 银鱼煎蛋	香蕉	米饭 剁椒酸菜鱼头 菠菜豆腐汤	酸奶 饼干
周六	牛奶馒头 小米粥 鸡蛋	草莓	扁豆焖面 干炸小黄鱼 蒜泥茄子	苹果	扬州炒饭 韭菜炒鸭肝 豆芽椒丝	牛奶 饼干
周日	豆浆 蒸饺 大拌菜	橘子 酸奶	清香荷叶饭 洋葱丝瓜 番茄虾仁	核桃 开心果	面条 冬瓜汤 红烧鳝鱼 香椿拌豆腐	牛奶 饼干

饮食宜忌速查

● 增加优质蛋白质

在怀孕的第 5～8 周，胎宝宝还不需要过多营养，孕妈妈保持正常饮食即可，可适当增加些优质蛋白质，来满足胎宝宝的生长发育。

非优质蛋白质	优质蛋白质	
谷物 大米、小米、薏米、燕麦、荞麦等	豆类及豆制品 黄豆、黑豆、青豆、豆腐、豆腐皮等	鱼、肉类 畜瘦肉，去皮禽肉，各类鱼、虾
杂豆类 红豆、绿豆、鹰嘴豆等	蛋类 鸡蛋、鸭蛋、鹌鹑蛋	奶及奶制品 牛奶、奶酪、酸奶

● 应多吃开胃清淡食物

孕早期是妊娠反应比较严重的时期，可以多吃些开胃的清淡食物，能帮助缓解孕吐。早孕反应比较严重的孕妈妈，因为剧烈的呕吐容易引起体内的水盐代谢失衡，所以，要注意补充水分，多吃新鲜水果和蔬菜。妊娠反应带来的恶心、厌食，影响了孕妈妈的正常饮食，可以通过变化烹饪方式和食物种类，采取少食多餐的形式，来保证孕妈妈的营养需求。

● 宜多食能减轻早孕反应的食物

在孕 5～8 周，孕妈妈开始有如烦躁不安、食欲较差等早孕反应，这时应多吃能健脾开胃、愉悦心情的食物，如苹果、糍粑、石榴、米汤、红豆汤、鸭蛋、鲈鱼、白菜、冬瓜、红枣等。此外，要多吃牛奶或水果等来保证水分的摄入。

● 素食妈妈要多摄入磷脂

在日常生活中，食物中的磷脂需要在脂质的环境下才能被吸收，但很多素食中不含有磷脂，这样就很难保证胎宝宝中枢神经系统的完善发育。所以，素食孕妈妈至少要吃一些油类植物，如坚果、黄豆等，最好在怀孕期间充分地摄入各种类型的营养。

● 豆蛋乳补充 B 族维生素

B 族维生素主要存在于谷类粮食中，但在经过加工的精米、精面中，B 族维生素的含量明显减少。因此，孕妈妈要多食标准米和标准粉，烹调过程中要避免维生素的损失。

做面食时少加碱或不加碱，淘米时不要过分搓洗，这样能减少 B 族维生素在烹饪加工过程中的损失。

由于早孕反应，孕妈妈吃不下脂肪类食物也不要勉强自己，可以食用豆类、蛋类、乳类食品来补充。

● 宜多补充维生素 E

维生素 E 又称生育酚，能有效防止孕期流产，适宜孕早期多食。富含维生素 E 的食物有杏仁、杏仁油、葵花子、玉米油、核桃、棉籽油、花生油、小麦胚芽、榛子、花生、全麦面粉等，孕妈妈不妨多食上述食物。

李宁告诉你

维生素 E 巧测算

一般吃饭的勺子，2 勺花生油大约 25 克，约含有 10 毫克的维生素 E。

3~4 个鲜核桃含维生素 E 约为 40 毫克。

一把黑芝麻约 30 克，含维生素 E 为 25.2 毫克。

一小盘花生米约 80 克，含维生素 E 为 14.5 毫克。

一个鸭蛋黄约 30 克，含维生素 E 为 3.8 毫克。

● 早餐要保质保量

早餐的重要性不用多说了，孕妈妈如果不吃早餐，挨饿的是两个人，而且对宝宝的发育非常不利，所以孕妈妈一定要吃早餐，并且要吃好早餐。为了刺激食欲，孕妈妈可以每天早上喝一杯温开水，可促使肠胃蠕动，还能防治便秘。

● 孕妈妈常备小零食

孕早期，孕妈妈应少食多餐，均衡营养。身边常备一些小零食，也是满足孕妈妈营养需要的保证。

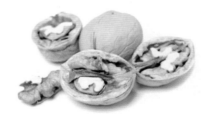

核桃：核桃能补脑健脑。此外，核桃富含磷脂，能增强细胞活力，提高机体抵抗力，促进造血和伤口愈合。

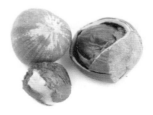

榛子：榛子中含不饱和脂肪酸，并富含磷、铁、钾等矿物质，还富含维生素 A、维生素 B_1、维生素 B_2、叶酸等，常食有明目健脑的功效。

● 吃黑色食物防治贫血

黑芝麻 黑芝麻中铁的含量比猪肝高，蛋白质的含量比牛肉和鸡蛋高。可以与核桃等一起磨粉，做成黑芝麻糊，也可加在牛奶或豆奶中饮用，都能起到很好的补血效果。

黑米 黑米煮粥颜色深棕，味道香浓，能滋阴补肾、益气强身、明目活血，对改善贫血、头昏目眩、腰腿酸软等有疗效。

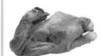

乌鸡 乌鸡体内的黑色物质含铁和铜等元素较为丰富，且血清总蛋白、维生素 E、胡萝卜素和维生素 C 的含量均高于普通的肉鸡。乌鸡具有补肝肾、益气血等功效，煨汤或炖食味道鲜美，还能补血。

李宁告诉你

孕妈妈要慢慢找到自己能接受的食物

在出现恶心、呕吐反应的日子里，有的孕妈妈一看到某种食物就恶心，甚至只要想起吃的就会恶心不止。孕妈妈不必焦躁，可以尝试去发现哪些食物是自己喜欢的、可以接受的，哪些食物是一见到就呕吐的、要远离的，然后逐渐地在脑海里形成一份属于自己的食物清单，列入那些让你感觉舒适的食物，有意远离那些看到了就不舒服的食物。此时不必过于刻意追求食物的营养价值，待早孕反应结束后再慢慢纠正即可。如果外出时总是难以控制这些突如其来的恶心，不妨随身备一些薄荷糖或柠檬味的口含片，可以有效缓解不适。

● 不宜过多吃菠菜

菠菜含有丰富的叶酸和 B 族维生素，可以预防胎儿神经器官畸形和防止孕妈妈盆腔感染、精神抑郁等孕期并发症。

但菠菜也含有很多的草酸，会干扰人体对钙、锌等矿物质的吸收，对孕妈妈和胎宝宝都是不利的。如果缺锌的话，会食欲缺乏、味觉下降；如果缺钙的话，可能会出现佝偻病等现象，所以建议孕妈妈还是少吃菠菜为宜。如果要食用，最好过开水焯一下，进而减少草酸的食用量。

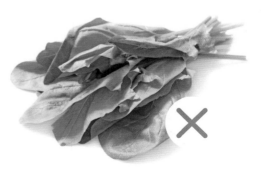

不宜过多吃菠菜。

● 不要过量食肉

研究发现，孕妈妈如果在孕期进食大量肉类，而很少吃水果，胎宝宝发生唇裂或腭裂的风险会增加一倍。

研究者通过对母体的分析发现，摄入大量肉类、比萨饼、豆类及土豆，而摄入水果较少，会增加胎宝宝患唇腭裂的概率。而健康的饮食，即摄入食物类型丰富，包括鱼类、大蒜、坚果、蔬菜等，营养均衡，这样的孕妈妈怀的胎宝宝患唇腭裂的概率会降低。因此，孕妈妈一定要注意营养均衡。

● 不要吃油条了

做油条时，需要加入一定量的明矾。明矾是一种含铝的无机物，进食过量对人的大脑极为不利。如果孕妈妈每天吃两根油条，就等于吃进了 3 克明矾，这样蓄积起来，其摄入的铝是惊人的。这些明矾中的铝通过胎盘进入胎宝宝的大脑，容易造成胎宝宝大脑障碍，增加痴呆儿的概率。

● 不要过多吃酸

不少孕妈妈早孕反应比较重，嗜好吃酸味食物来调节，但一定要注意不宜多吃。尤其少选酸菜等腌渍食物，以免食物不清洁或不新鲜影响健康。

孕妈妈可以改食无害的天然酸味食物，如番茄、樱桃、杨梅、石榴、海棠果、橘子、草莓、酸枣、葡萄等。

● 要避开致畸因素

孕 2 月是胎宝宝生长发育的关键时期，神经系统、内脏、五官、四肢等都会在这个月内形成雏形。孕妈妈要避免化学、物理、生物等可能致畸的因素，比如，不要用有机溶剂去污和洗手。不要去染发及烫发。看电视时要与电视保持一定的距离，时间控制在 2 小时以内。使用手机最好改用免提听筒，让胎宝宝安全地度过身体发育的关键时期。

● 不要靠喝骨头汤补钙

有些孕妈妈为了补钙，就大喝骨头汤。其实，喝骨头汤补钙效果并不是最好的。因为骨头中的钙不易于溶解到汤中，也不容易被人体吸收，此外，骨头汤油腻，喝多了反而会造成孕妈妈的不适。

● 晚餐要吃少

孕妈妈晚餐吃得过多会增加肠胃负担，睡眠时胃肠活动减弱，不利于食物的消化吸收，所以孕妈妈晚上可以少吃一点儿，饿了可以加餐。

营养食谱推荐

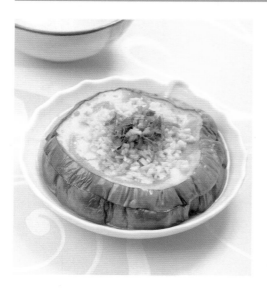

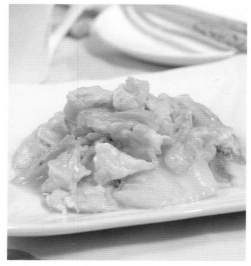

蒜泥茄子
开胃促消化

材料　茄子 400 克，大蒜 2 瓣，香菜 2 棵。
调料　盐、白糖、香油各适量。
做法

1. 茄子去柄，切大片，放入蒸锅中蒸熟，取出，晾凉；香菜洗净，切末。
2. 大蒜去皮，拍碎，加少许盐，捣成蒜泥，放入碗内，加入白糖、盐、香油拌匀制成调味汁。
3. 将调味汁浇在晾凉的茄子上，撒上香菜末拌匀即可。

大白菜炒鸡蛋
补胃润肠

材料　大白菜 200 克，鸡蛋 2 个。
调料　葱花、盐、鸡精、植物油各适量。
做法

1. 大白菜洗净，切片；鸡蛋搅散成蛋液。
2. 锅内倒油烧热，淋入鸡蛋液炒熟，盛出。
3. 原锅倒入适量底油烧热，炒香葱花，放入大白菜片翻炒至熟，下入炒熟的鸡蛋，加盐、鸡精翻炒均匀即可。

苹果汁
缓解便秘

材料　苹果 300 克。

做法

1. 苹果洗净，去皮、去核，切小块。
2. 将苹果块放入果汁机中，加入适量饮
   用水，搅打均匀即可。

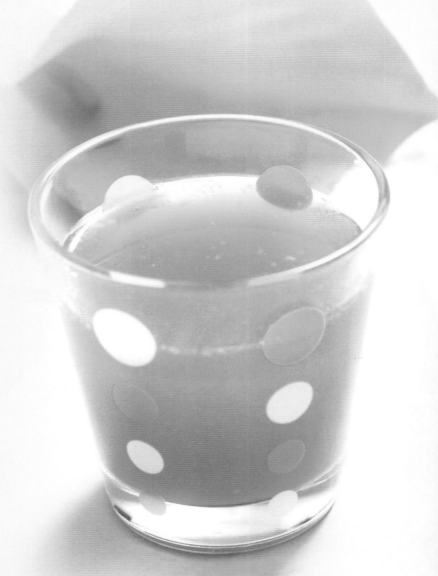

孕期营养 咨询室

孕妈问

孕吐期间体重没增加怎么办?

李大夫答

孕期的呕吐、恶心感造成了孕妈妈无法保证饮食均衡,有的孕妈妈体重不仅没长,甚至会有所降低,不要对此过分担忧,短期内摄入不足时,身体原来储存的营养足可以维持宝宝和妈妈的营养,而且胎宝宝在前几个月长得也很慢,对营养的需求不是很大。

孕妈问

怀孕2个月,总是尿频,夜里也总起夜,这种情况正常吗?

李大夫答

孕早期的尿频是很常见的,大多数是因为增大的子宫压迫膀胱所致,怀孕初期,大部分妈妈都有尿频的情况。但是需要注意的是,某些孕期常见的疾病也会导致尿频,比如念珠菌性阴道炎,一定不能忽视,否则有可能会引发流产,这种疾病可以在医生的指导下适当用药来治疗。

孕妈问

误把怀孕征兆当成了感冒,吃了感冒药,孩子还能要吗?

李大夫答

首先要明确的是,吃药不一定会造成胎儿畸形,因为胎儿到底会不会受影响,与感冒药的成分、剂量、服用时间等有关系,可咨询医生。如果用药剂量小、时间短、药性温和,可先跟踪胎宝宝的发育情况,再决定是否保胎。不能因为"莫须有"的罪名而随意终止妊娠。

孕妈问

早孕反应比较大,基本就是坐或躺,运动少,出现了便秘,偶见大便出血,怎么办?

李大夫答

这是怀孕带来的"甜蜜负担"之一,先通过吃香蕉、酸奶、红薯、青菜等进行饮食调养,同时保持良好的排便习惯,尽量多运动,一般都会收到不错的效果。如果这样还不管用,可在医生指导下使用开塞露或其他药物,不可随意服用泻药,容易引发流产。

孕妈问

怀孕时吃鸡蛋，会导致宝宝将来对鸡蛋过敏吗？

李大夫答

孕妈妈吃什么与宝宝将来是否过敏并没有因果关系，宝宝对食物过敏多与遗传因素有关，但此遗传因素为母体自身，并非与孕妈妈食用外来食物有关。

孕妈问

能喝碳酸饮料吗？特别想喝怎么办？

李大夫答

碳酸饮料包括各种汽水、可乐以及含气饮料，含糖多、热量高，孕妈妈大量饮用容易导致肥胖和骨质疏松。碳酸饮料内含咖啡因等物质，容易透过胎盘对胎儿造成不好的影响。但如果特别想喝，少量喝一点儿也并无大碍。

孕妈问

怀孕后总是感觉肌肉酸痛、浑身乏力，吃什么可以调节？

李大夫答

孕早期由于体内激素剧变，很多孕妈妈有乏力、疲倦等感觉，这属于正常现象。另外，从营养角度来说，倦怠可能与 B 族维生素的缺乏有关，特别是维生素 B_1 的缺乏。维生素 B_1 缺乏会影响糖类的氧化代谢，导致热量利用不足。孕妈妈可以多吃些粗粮，如新鲜玉米、小米、燕麦等，以补充维生素 B_1。

孕妈问

怀孕期间腹泻怎么办？

李大夫答

腹泻一般是因为进食了冰冷食物，如冰镇西瓜，或者进食了高脂食物，也可能是吃了不干净的食物引起的。腹泻容易造成营养的流失，孕妈妈应注意食用新鲜不变质的食物，少吃或不吃冷冻食物和油炸食物。一旦出现腹泻，要先给予流食调养，比如米汤、果汁、蔬菜汁等，然后慢慢过渡到吃一些软烂的稀粥、面条等清淡的食物，最后再恢复正常饮食。

孕9周～孕12周　胎儿正式成形

宝宝成长 VS 妈妈的变化

这个月，我的体内各内脏器官和体外的四肢、五官的轮廓更加清晰，人的模样也更加明显。

孕3月末期，胎宝宝身长7.5～9厘米，体重约20克。

乳房更胀大了，乳房和乳晕的颜色加深，可换更大点、更舒适的内衣穿了。

大脑：脑细胞数量增加很快，大脑占身体的一半左右。

脸：初具轮廓，已经形成了眼睑、唇、鼻和下颚。

脐带：里面有2根动脉、1根静脉连接着妈妈和宝宝，妈妈通过脐带给宝宝输送营养，宝宝通过脐带将废物排泄出去。

肾和输尿管：发育完成，开始有排泄现象。

四肢：腿在不断变长，脚可以在身体前部交叉了。

腹部没有明显的变化。此时，按压子宫，会感觉到宝宝的存在。孕11周前后，在腹部脐下正中会出现一条较深色的竖线。

胎宝宝在孕妈妈的子宫内安然生活着。胎盘覆盖在子宫内层特定部位，开始制造让胎宝宝舒服和正常发育所需的激素。

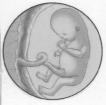

重点营养

[维生素 B₆]
安定神经，促进遗传物质的合成

功效

1. 可以促进胎儿体内遗传物质的合成；
2. 有助于胎儿体内神经、肌肉等功能发展。

摄入过多的危害： 摄取过多，可能损害孕妈妈的神经系统，引起失眠等症状，还可能导致宝宝发生"维生素 B₆ 依赖症"。

摄入过少的危害： 摄取过少，可能导致孕妈妈出现贫血、呕吐、食欲缺乏、腿抽筋的问题，还可能导致胎儿出现唇腭裂的情况。

每日建议摄取量： 整个孕期建议每日 1.9 毫克。

摄取来源： 深绿色蔬菜、酵母、动物内脏、瘦肉、花生、牛奶等。

摄取注意事项： 维生素 B₆ 具有镇定安神的功效，怀孕初期有孕吐症状的孕妈妈，可以多补充此营养素。

妇产科小词典

阴道分泌物变多，保持干爽为宜

怀孕后，孕妈妈因为激素上升导致子宫颈充血，促使阴道分泌物增多。如果分泌物为白色或透明，没有难闻的气味，阴部没有痒或刺痛感，就属于怀孕后的正常生理性变化。

如果阴道分泌物异常的话，需要及时就医进行检查及治疗。如果是轻微的细菌感染，孕妈妈可以穿宽松透气、棉质舒适的内裤，避免穿牛仔裤；如需要用护垫，必须保持干爽；家中要经常开窗通风。但是，如果患真菌性阴道炎，则需要进行正规的治疗。

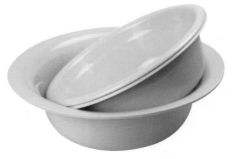

孕妈妈清洗外阴要选择专用盆和毛巾，避免细菌感染。

营养需求
保证维生素 E 的摄入量

　　本月是胎宝宝大脑和骨骼发育的初期，也是胎宝宝脑细胞发育的活跃期。所以，孕妈妈应该多吃富含维生素 E 的食物，如核桃、葵花子等坚果，有助于胎宝宝大脑发育。

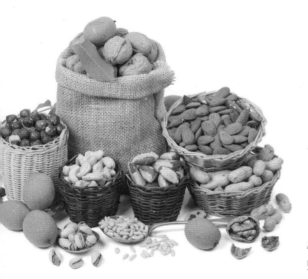

饮食原则
饮食宜清淡

　　少食多餐，减轻妊娠反应：这个月孕妈妈尽可能选择吃自己喜欢的食物，不必刻意多吃什么或少吃什么，坚持少食多餐。因为妊娠反应会给孕妈妈带来食欲缺乏，所以孕妈妈可以吃些酸辣食物增进食欲。

　　适当补充维生素：孕妈妈的妊娠反应可能严重影响正常进食，可以在医生的指导下服用一些复合维生素片，来补充维生素。

　　补充蛋白质和氨基酸：可以通过吃一些肉类、鱼、虾及奶类、蛋类等补充蛋白质和氨基酸，但是如果吃不下这些，可以通过吃一些口蘑、鸡腿菇等菌类，来补充蛋白质和氨基酸。

孕妈妈多吃一些富含维生素 E 的坚果，有利于胎宝宝大脑的发育。

宝宝发育与核心营养素

妊娠周数 第 9 周 ~ 第 12 周	胎儿器官系统发育	需重点补充的营养素	食物来源
	上肢和下肢的末端出现了手和脚	镁、钙、磷、铜、维生素 A 和维生素 D	蛋、牛奶、乳酪、鱼、黄绿色蔬菜
	脑细胞增殖，肌肉中的神经开始分布	蛋白质、钙、铁、铜、维生素 C	脂肪、蛋白质、钙、维生素 D、牛奶、鱼、蛋、坚果

孕妈妈一周科学食谱推荐

	早餐	加餐	午餐	加餐	晚餐	加餐
周一	牛奶 包子 小米猪肚粥 鸡蛋	苹果 酸奶	米饭 菠菜炒鸡蛋 拌藕片 海米番茄鸡蛋汤	消化饼干 橙汁	面条 蛋黄莲子汤 清蒸鱼 韭菜炒虾仁 香菇炖豆腐	果汁 麦麸饼干
周二	豆浆 馒头 鸡蛋 凉拌菠菜	橘子 酸奶	米饭 清炖鸡汤 青椒炒肉丝	柚子	花卷 香椿拌豆腐 鸡蛋炒蒜苗 虾皮紫菜汤	牛奶 饼干
周三	豆沙包 玉米粥 豆浆	柑橘 酸奶	米饭 甜椒炒牛肉 棒骨海带汤 番茄炒蛋	蛋挞	米饭 炖排骨 蚝油生菜	牛奶
周四	米粥 花卷 鸡蛋 凉拌白菜叶	猕猴桃 酸奶	米饭 拌莴笋丝 糖醋黄鱼 扒银耳 酸辣猪血豆腐汤	消化饼干 橘汁	面条 蘑菇炖豆腐 海米芹菜 清蒸鱼 蛋黄莲子汤	牛奶 麦麸饼干
周五	南瓜糯米饼 生菜拌紫甘蓝 牛奶	海带柠檬汁	炸酱面 丝瓜瘦肉汤 水晶虾仁 小炒木耳	果汁	米饭 莲藕排骨汤 竹笋炒鸡丝	牛奶 饼干
周六	绿豆大米粥 鸡蛋 拌萝卜丝	香蕉 牛奶	米饭 油菜金针菇 蒜香鸡翅 冬笋雪菜黄鱼汤	草莓	三合面发面饼 牛肉炒腐竹 海米炒黄瓜 红枣莲子鸡汤	酸奶 饼干
周日	奶黄包 香菇滑鸡粥 什锦芹菜 鸡蛋	杧果	米饭 青椒炒苦瓜 韭菜炒腰花 海米番茄鸡蛋汤	消化饼干 果汁	米饭 鱼香肉丝 芹菜炒鸭血 家常鱼块 酸辣猪血豆腐汤	牛奶 饼干

饮食宜忌速查   🔍

● 尽量选择自己想吃的食物

这个月的妊娠反应最为严重，如果食欲不佳，尽量选择自己较想吃的食物。由于早孕反应，孕妈妈常会出现消化不良、食欲不振等情况。除了少食多餐外，应挑选容易消化的、新鲜的食物，尽量避免吃油炸的食物。

● 保证足够的热量与营养的摄入

怀孕11周以后，由于胎儿迅速成长和发育，每天营养的需求量逐渐增多，尤其是蛋白质、糖类和维生素，要多食富含这些的食物，如肉、鱼、豆、蛋、奶等。

● 多吃抗辐射的食物

在工作和日常生活中，电脑、电视、空调、电磁炉等各种电器都可能产生辐射。孕妈妈应该多吃一些富含优质蛋白质、B族维生素、磷脂的食物，如豆制品、虾、深绿色蔬菜、鱼等，可以起到抗辐射的作用。

● 孕妈妈宜多吃富含糖类和脂肪的食物

富含糖类的食物有谷类、绿豆、红豆、土豆、白薯、蚕豆等；富含蛋白质的食物有鱼、肉、蛋、奶、禽等和黄豆及豆制品；脂肪一般存在于动物油、植物油和肉类中。

● 每天吃1~2个鸡蛋

鸡蛋的营养成分和磷脂的成分特别适合胎宝宝生长发育的需要。鸡蛋中的蛋白质含有各种必需的氨基酸，是常见食物中蛋白质较优的食物。一个中等大小的鸡蛋与200毫升牛奶的蛋白质含量相当，不仅有益于胎宝宝的大脑发育，而且能提高孕妈妈产后的母乳质量。但是，多吃鸡蛋不利于消化，建议每天食用1~2个。

● 孕妈妈宜多摄入补脑物质

1. 预防早产，使胎宝宝出生时的体重增加。

孕妈妈服用"脑黄金"，可使孕妈妈的早产率下降，宝宝出生时平均体重增加。

2. 促进胎宝宝大脑和视网膜的正常发育。

人的大脑中65%是脂肪类物质，其中DHA是脑脂肪的主要成分。这些物质能促进胎宝宝的大脑特别是神经传导系统的生长和发育。

● 宜多晒太阳，补充维生素D

维生素D促进钙、磷在胃肠道的吸收和骨骼中的沉积，如果缺乏会导致孕妈妈出现小腿抽筋的情况。维生素D主要存在于海鱼、动物肝脏、蛋黄和瘦肉中。多晒太阳也有利于人体自身合成维生素D。

● 多食远离妊娠纹的"明星食物"

食物	功效
西蓝花	含有丰富的维生素 A、维生素 C 和胡萝卜素，能够增强皮肤的抗损伤能力，有助于保持皮肤弹性，使孕妈妈远离妊娠纹的困扰。孕妈妈每周宜吃 3 次西蓝花。
番茄	含番茄红素，具有保养皮肤的功效，可以有效预防妊娠纹的产生。
猕猴桃	被称为"水果金矿"，其中所含的维生素 C 能有效地抑制和干扰黑色素的形成，预防色素沉淀，有效对抗妊娠纹的形成。
三文鱼	三文鱼肉及其鱼皮中富含的胶原蛋白是皮肤最好的营养品，常食可使孕妈妈皮肤丰润饱满、富有弹性，从而远离妊娠纹的困扰。
猪蹄	含有较多的蛋白质、脂肪及丰富的胶原蛋白，可帮助孕妈妈有效预防妊娠纹，对增强皮肤弹性和韧性及延缓衰老具有特殊功效。
海带	含丰富的无机盐以及可溶性膳食纤维，可防止皮肤过多分泌油脂，并能防止皮肤老化，有效缓解妊娠纹。

● 多吃"快乐"食物，减轻孕期抑郁

樱桃
富含花青素，能够使人快乐。心情不好时吃 20 颗樱桃，有助于抵抗情绪低落。

鲜藕
有养血、除烦等功效。取鲜藕片以小火煨烂，加蜂蜜食用，有缓解抑郁的功效。

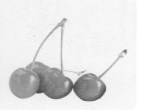

香蕉
所含的酪氨酸能保持孕妈妈精力充沛、注意力集中。此外，含有的色氨酸能形成一种"满足激素"，可以让孕妈妈感到幸福，减轻抑郁的症状。

海鱼
其中的 ω-3 脂肪酸与常用的抗忧郁药如碳酸锂有类似作用。

● 水果营养好，也不能大吃特吃

很多孕妈妈认为孕期大量吃水果可以让胎宝宝皮肤好，其实水果不能过量食用。

因为水果中糖分含量较多，进食过多容易引起肥胖。一般来说，每天最好吃两种不同的水果，总量不超过 200 克，并且最好当加餐吃。如果在此基础上多吃了水果，就要相应减少主食的摄入量，以维持每日摄入的总能量不变，以免引起肥胖。

● 不宜节食

一些年轻的孕妈妈怕怀孕发胖，影响体形，或怕胎宝宝太胖，导致生育困难，常常节制饮食，尽量少吃。殊不知，这种只想保持形体美而不顾自身及胎宝宝健康的做法是十分有害的。

女性在怀孕后，子宫需要增重 760克，乳房要增加 450 克，还需要储备脂肪 4500 克，胎宝宝重 3000～4000 克，胎盘和羊水重 900～1800 克，总之，孕期要比孕前增重约 11 千克，适量增加饮食是非常必要的。

● 孕早期不需要吃保健品

孕早期孕妈妈不需要吃保健品，食补是最好的。

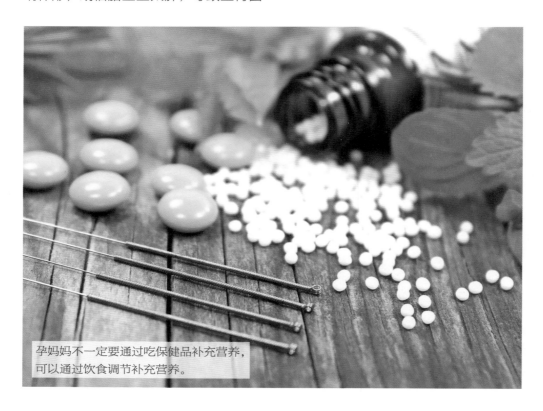

孕妈妈不一定要通过吃保健品补充营养，可以通过饮食调节补充营养。

● 不宜吃腌制食品

孕妈妈最好不要吃如香肠、腌肉、熏肉、熏鱼等腌制食品。因为在这些腌制食品中，不但营养素比新鲜食品要少，还含有较多的盐、亚硝酸盐等，易影响孕妈妈和胎宝宝的健康。

● 不宜生食肉类

生鱼、生虾仁等可能含有寄生虫——绦虫、扁形虫和蛔虫。这些对于胎宝宝来说都是非常危险的，因此孕期不宜吃。

● 不宜吃发芽的土豆

土豆发芽后，芽孔周围就会含有大量有毒的龙葵素，这是一种神经毒素，可抑制呼吸中枢。另外，毒龙葵素还可能导致胎宝宝神经发育缺陷。因此，孕妈妈应千万注意不要吃发了芽的土豆。

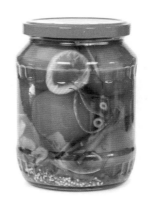

李宁告诉你

蔬菜可以适当多吃，水果却不能

相比于蔬菜，水果中的糖分更高，进食过多有引发肥胖、糖尿病、高脂血症的风险，而蔬菜能量更低，膳食纤维的比例比较高，可以适当增加蔬菜的食用量。

水果可以补充蔬菜摄入的不足，水果中的有机酸、糖类比新鲜蔬菜多，而且水果可以直接食用，摄入方便，营养成分不受烹调方式的影响。水果有自己的营养优势，因此蔬菜也不能代替水果。记得每天吃不同种类、颜色的水果。

● 不宜多吃山楂

山楂开胃，但是含有微量的促进子宫收缩的物质，曾有流产史或有流产先兆的孕妈妈，为了保险起见，不要大量吃山楂。

● 少吃罐头食品

孕期也不宜吃罐头食品，因为罐头在制作过程中要加入一定量的化学添加剂，如人工合成色素、香精、甜味剂等。这些添加剂会加重自身脏器的解毒排泄负担，甚至可能通过胎盘输送到胎儿血循环中。

● 不宜多吃动物性脂肪

动物性脂肪含有大量的饱和脂肪酸，多吃容易引起肥胖，还会影响其他营养素，如维生素、矿物质元素的吸收，不利于孕期健康，所以孕妈妈要适当控制动物性脂肪的摄取。

营养食谱推荐

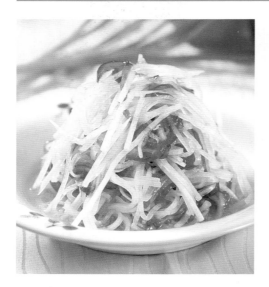

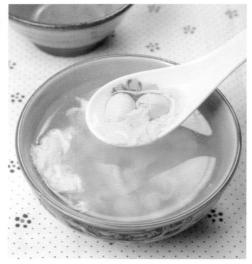

拌萝卜丝
提高食欲

材料　白萝卜300克。

调料　葱丝、姜丝、辣椒粉、酱油、盐、
　　　　醋、白糖、鸡精各适量。

做法

1. 萝卜洗净，放入淡盐水中浸泡一会儿，
　 捞出漂去盐分，切丝。

2. 将萝卜丝放入盆中，加入葱丝、姜丝，
　 调入辣椒粉、酱油、盐、醋、白糖、
　 鸡精拌匀即可。

蛋黄莲子汤
养心除烦，安神固胎

材料　莲子100克，鸡蛋1个。

调料　冰糖适量。

做法

1. 莲子洗净，加3碗清水大火煮沸后转
　 小火煮约20分钟，至莲子软烂，加
　 入冰糖调味。

2. 鸡蛋去壳放入碗中，挖出蛋黄，倒入
　 莲子汤中煮沸后即可食用。

海带柠檬汁
促进胎儿大脑发育

材料　水发海带 150 克，柠檬 100 克。

做法

1. 海带洗净，切成小丁；柠檬去皮、子，切丁。

2. 将海带丁、柠檬丁放入果汁机中，加入适量饮用水搅打即可。

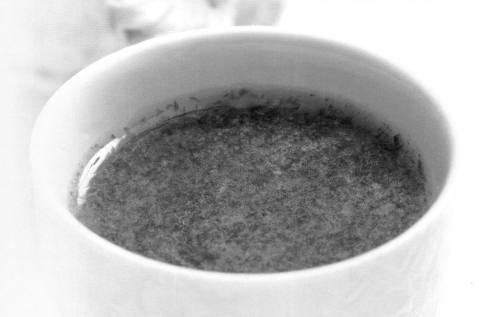

孕期营养 咨询室

孕妈问

妈妈多吃一点儿，胎宝宝会不会长得更快一些？

李大夫答

胎宝宝的生长发育速度是一定的，除非孕妈妈患有严重的营养不良，影响胎宝宝的生长发育。只要食物中含有基本的营养，胎宝宝不会因为妈妈吃什么、吃多少而改变正常的生长发育速度。所以，怀孕时不要吃得太多，否则只能使自身体重快速增加，还可能导致妊娠糖尿病。而且需要剖宫产时，太胖也可能会影响手术。

孕妈问

几乎没什么妊娠反应，只是偶尔有轻微的恶心，是不是胎儿没有发育啊？

李大夫答

妊娠反应每个人都不一样，有的人可能整个孕期都会呕吐，也有的人并不呕吐。这和孕妈妈体内的孕激素水平有关系，但并不能完全反映出胎宝宝发育的好坏。不需要因为自己反应不强烈而担心。如果实在放心不下，就提前去医院检查一下，做个 B 超就什么都清楚了。不过一般都没事，按要求去孕检就行。

孕妈问

妊娠反应很大，什么也吃不下，还经常恶心呕吐，孩子会发育正常吗？

李大夫答

孕早期胎宝宝处于器官和组织分化的阶段，对营养的需求并不是很高，孕妈妈只要是能吃东西，影响就不大。如果呕吐非常严重，自己很担心，可以去医院做个检查，如果尿酮体呈阳性，就需要补充糖类，如果实在吃不下，可以通过输液来暂时缓解一下。

孕妈问

我怀孕的头三个月就长了 4 千克，这要算在整个孕期体重增长范围内吗？

李大夫答

当然要算在整个孕期体重增长中，不能抛开。而且前期的胎宝宝长得很慢，这 4 千克差不多都长在你身上了，容易导致孕期肥胖。你要做的是去看营养门诊，开出营养餐单，合理控制饮食和体重，别让后几个月体重猛增。

孕妈问

我只爱吃酸的，该怎么选择酸味食物呢？

李大夫答

很多新鲜的酸味蔬果都含有丰富的维生素 C，可以增强母体的抵抗力，促进胎儿生长发育；酸奶富含钙、优质蛋白质、多种维生素和糖类，还能帮助人体吸收营养，排泄有毒物质，很适合孕妈妈适量食用。

也有些酸的食物不太适合经常吃，如人工腌制的酸菜、泡菜等，营养价值低，却可能含有较多致癌物质亚硝酸盐，不适宜孕妈妈食用。

孕妈问

孕妈妈太胖会影响宝宝健康吗？

李大夫答

孕妈妈是否肥胖，目前也没有一个明确的标准，大多把孕前体重大于 80 千克或身体质量指数大于等于 24 视为胖妈妈。

胖妈妈相比正常体重的孕妈妈更容易患上妊娠糖尿病，也会增加生巨大儿的危险。胎儿时期的肥胖对孩子今后的健康也会有影响，这些孩子成年后更易发生肥胖、糖尿病、高血压、心脑血管病以及一些代谢紊乱综合征等。而且胖妈妈还容易发生宫缩乏力，导致分娩时间过长、难产或者剖宫产等。因此，胖妈妈妊娠期间比标准体重的孕妈妈更要格外小心。不过只要坚持正确的饮食原则，控制好体重增长速度，依然会拥有一个完美孕期。

营养摄入 7 要点：

1. 控制总热量摄入。

2. 对于补充蛋白质，建议选用牛奶、鱼、蛋清、瘦肉等。

3. 限制脂肪摄入，50～60 克 / 天为宜，少吃或不吃动物脂肪。

4. 限制糖类的摄入量，用粗粮代替精米细面。

5. 保证维生素和矿物质供应，多吃新鲜蔬菜、低糖水果。低盐饮食，每天摄盐量控制在 3～6 克。

6. 适当多吃些含膳食纤维较多的食物。

7. 三餐比例是午餐多于早餐，早餐多于晚餐，晚餐以清淡为主，不吃油炸食品。

宝宝成长 VS 妈妈的变化

到这个月，我的性特征已经非常清楚了，孕妈妈可以通过 B 超知道我是男宝宝还是女宝宝了。此外，我已经能做一些协调性的动作，所以孕妈妈能感觉到我的存在。

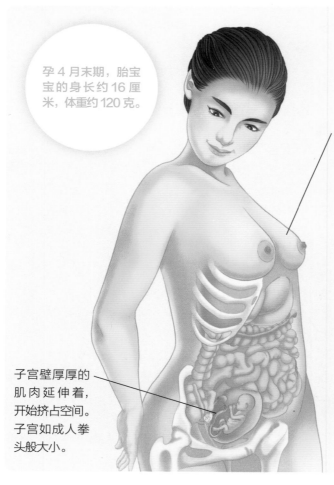

孕 4 月末期，胎宝宝的身长约 16 厘米，体重约 120 克。

乳房胀大，乳晕颜色加深且直径有所增大。
下腹部微微隆起，腹围增加约 2 厘米。

眼睛：眼睑长成，且覆盖在眼睛上。
毛发：脸上出现细小的毛发，身体覆盖着细小松软的胎毛。
骨骼和肌肉：慢慢发达。
四肢：胳膊和腿能轻微活动。
内脏：大致发育成形。
心脏：波动增强，通过多普勒可检测到胎心音。
胎盘：已形成，羊水快速增加。

子宫壁厚厚的肌肉延伸着，开始挤占空间。子宫如成人拳头般大小。

重点营养

［ 维生素 B$_{12}$ ］
增加铁质吸收，促进细胞分化

功效

1. 帮助吸收糖类、蛋白质与脂质，进一步转化成胎儿需要的能量。
2. 有助于人体吸收铁质，协调红细胞运转，制造新的血液，促进胎儿成长。

摄入过多的危害： 摄取过多，可能导致孕妈妈神经兴奋、心悸等症状，还可导致叶酸的缺乏。

摄入过少的危害： 摄取过少，可能导致孕妈妈出现神经忧郁的情况。但是，维生素 B$_{12}$ 不太容易出现缺乏症，因为它可以在体内贮藏 3~5 年。

每日建议摄取量： 从初期开始，孕期三个阶段各 2.6 微克 / 天。

摄取来源： 深绿色蔬菜、酵母、内脏、瘦肉、花生、牛奶等。

摄取注意事项： 维生素 B$_{12}$ 仅存在于动物性食物中，植物性食物中一般只有发酵的豆制品中含维生素 B$_{12}$。

体重管理

孕 13 周 ~
孕 28 周
稳步上升

胎宝宝： 胎宝宝快速生长的一个阶段，无论是体重还是身长，都在努力地增长着。4 个月的时候他还是 15~18 厘米长、90~150 克重，但到了第 7 个月时他可以达到 37~39 厘米长，1100~1300 克重了。

孕妈妈： 孕妈妈的腹部已经略微隆起，尤其是孕前很瘦的孕妈妈，通常会在孕 5 个月的时候腹部突然隆起，尽显美丽孕味。胸部逐渐增大，腰部也逐渐变粗。孕中期的体重一般是每两周增加 1 千克左右，这时也是控制体重的关键时期。

 妇产科小词典

便秘

到了孕中期，孕妈妈的子宫不断变大，会压迫到后方的肠道，使得排便时不易用力，排便变得困难起来。

"解秘"小妙招：

1. 养成每天定时排便的习惯。
2. 每天早上，空腹喝一杯温开水、淡盐水或蜂蜜水，能促进排便。
3. 多食红薯、南瓜等富含膳食纤维的食物。
4. 每天做如孕妇操、散步、自我按摩、瑜伽等活动。

营养需求
注意补钙

　　这个月胎宝宝开始长牙根了，所以对钙的需求量增加。如果供给不足的话，胎宝宝就会抢走孕妈妈体内储存的钙质，导致孕妈妈出现腿抽筋的问题。如果缺乏非常严重的话，胎宝宝可能会得"软骨病"。所以，本月孕妈妈需要继续坚持补充维生素 D 和钙质，为将来宝宝拥有一口好牙齿提供物质基础，同时也有利于胎宝宝骨骼的发育。

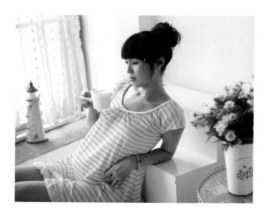

孕妈妈从食物中补钙以奶及奶制品为最好，不仅含钙量高，而且吸收率是最好的。

饮食原则
饮食"解禁"，注重营养均衡

　　多吃富含维生素 C 的食物：孕妈妈应该少吃油炸食物、含色素的食品、含糖量高的食物，应多吃富含膳食纤维的蔬菜、水果和富含维生素 C 的食物，来改善细胞膜的通透性和皮肤的新陈代谢功能，达到淡化或减轻妊娠斑的作用。

　　补充钙质：孕妈妈可以通过每天饮用 200～300 毫升的牛奶来补充钙质。但是如果孕妈妈不喜欢牛奶，可以在医生的指导下服用钙制剂，以此来缓解因缺钙而引起的各种不适症状。

　　保持食物多样性：本月孕妈妈可以吃自己喜欢的食物。但是不要暴饮暴食，也不要只吃单一食物，要保持食物的多样性，保证营养均衡摄取。

　　养成看食物说明书的习惯：购买袋装食物时，一定要看食物的说明书，了解食物成分、生产日期和保质期。

宝宝发育与核心营养素

妊娠周数 第 13 周 ～ 第 16 周	胎儿器官系统发育	需重点补充的营养素	食物来源
	骨骼正在迅速发育，可做许多动作和表情	钙、磷、维生素 D、维生素 B_1、维生素 B_2、维生素 B_{12}、维生素 A	胚芽米、麦芽、酵母、牛奶、动物肝脏、蛋黄、胡萝卜、豆制品

孕妈妈一周科学食谱推荐

	早餐	加餐	午餐	加餐	晚餐	加餐
周一	热汤面 馒头 鸡蛋 凉拌黄瓜	猕猴桃 酸奶	米饭 凉拌番茄 猪蹄香菇炖豆腐	鲜榨橙汁	鸡蛋炒莴笋 肉末烧豆腐 虾皮烧冬瓜 猪肝粥 花卷	牛奶 手指饼
周二	三鲜包子 红薯小米粥 香芹拌豆角	番茄 煮蛋	米饭 芦笋炒肉片 鸭肉冬瓜汤	红豆粥	虾仁水饺 清炒蚕豆 酱牛肉	牛奶 饼干
周三	牛奶麦片粥 烧饼 鸡蛋	香蕉 酸奶	米饭 番茄炒蛋 松仁玉米 海带牡蛎汤	麦麸饼干 开心果	香菇胡萝卜面 虾仁炒芹菜木耳 肉丝蛋汤	牛奶 核桃 蔬菜沙拉
周四	小米粥 鸡蛋 肉饼	牛奶	猪肝番茄面 花生米	香蕉	米饭 萝卜炖牛肉 清炒菠菜 豆腐青菜汤	藕粉
周五	全麦面包 牛奶	麦麸饼干	米饭 炒腰花 清炒苦瓜 冬瓜丸子汤	苹果	花卷 熘鱼片 凉拌海带丝	草莓
周六	热汤面 鸡蛋 凉拌黄瓜	苹果	米饭 芹菜炒瘦肉 猪蹄香菇炖豆腐 凉拌番茄	鲜榨橙汁 面包	米饭 肉末烧豆腐 虾皮烧冬瓜	牛奶
周日	皮蛋瘦肉粥 三鲜包	鸡蛋	饺子 凉拌芹菜	苹果	米饭 韭菜炒虾仁 红烧豆腐 竹笋炒肉	牛奶

饮食宜忌速查 🔍

● 孕妈妈宜合理补充矿物质

矿物质是构成人体组织和维持正常生理功能的必需元素。如果孕妈妈缺乏矿物质，容易导致贫血，会出现小腿抽筋、易出汗等不适，胎宝宝患先天性疾病的概率也会增高。因此，合理补充矿物质对孕妈妈和胎宝宝来说都非常重要。

● 小腿抽筋可以带皮吃虾

孕妈妈经常会因为缺钙导致小腿抽筋，所以孕妈妈要在饮食上多注意：

1. 多吃富含钙及维生素 B_1 的食物，做饭菜时要适量加入虾皮，鲜虾可以用油炸后带皮食用。

2. 孕中期要适量服用钙片、维生素 D 制剂、鱼肝油等。

李宁告诉你

补钙的同时一定要多补维生素 D

维生素 D 是一种脂溶性维生素。维生素 D 可以全面调节钙代谢，增加钙在小肠的吸收，维持血中钙和磷的正常浓度，促使骨和软骨正常钙化。

维生素 D 主要来源于动物性食物，如深海鱼、鱼肝油等。另外一个维生素 D 的主要来源是晒太阳，孕妈妈每天最好能做到保持至少 2 小时的户外活动时间，并选择太阳光较好的时段，可以获得天然的维生素 D。

● 保证足够的热量供应

孕中期，孕妈妈的基础代谢加速，糖利用增加，每日热能需求量比孕前约增加 200 千卡。热能的具体增加根据劳动强度和活动量大小有所差别。孕中期体重的增加应控制在每周 0.3~0.5 千克。

热能摄入过多，胎宝宝体重太大，容易导致难产。随着热能需要量增加，与能量代谢有关的维生素 B_1、维生素 B_2 的需要量也应增加。

● 孕妈妈巧补碘

在怀孕第 14 周左右，胎宝宝的甲状腺开始起作用，生成自己的激素。而甲状腺需要碘才能发挥正常的作用。孕妈妈如果摄入碘不足的话，胎宝宝出生后甲状腺功能低下，会影响其中枢神经系统，特别对大脑的发育也有影响。鱼类、贝类和海藻类等是含碘比较丰富的食物，孕妈妈适宜多食。

● 宜多吃茭白

孕妈妈在日常生活中可以多吃一些茭白。茭白富含维生素 B_1、维生素 B_2、维生素 C 及钙、磷、铁、锌及粗纤维素等营养成分，有清热利尿、活血通乳等功效。中医专家称，用茭白煎水代茶饮可防治妊娠水肿；食用茭白炒芹菜可预防妊娠高血压及大便秘结。

● 适当吃些野菜

孕妈妈可以适当吃点野菜。因为野菜养分丰富，很多营养素含量均高于栽培蔬菜。

● 可以多吃一些芝麻酱

芝麻酱中含有丰富的蛋白质、钙、铁、磷、核黄素和芳香的芝麻酚，这些都是孕妈妈消耗及胎儿生长发育所需的营养素。据分析，每 100 克纯芝麻酱含铁高达 58 毫克，是猪肝含铁量的 1 倍多，鸡蛋黄的 6 倍，另外，含钙 870 毫克。因此孕妈妈在膳食中适量增加芝麻酱的摄入，可以增加钙、铁的摄入量。

● 孕妈妈合理补充维生素很重要

维生素是人体内含量甚微的有机物质，虽不能提供热量，也不能构成人体细胞成分，但对维持人体正常的生理功能有重要作用，如同润滑剂。

如果孕妈妈缺乏维生素，其他的营养素将无法发挥应有的功效。孕妈妈特别需要的维生素主要有维生素 A 和维生素 C。

维生素 A 能保持孕妈妈皮肤的健康，增强膀胱、肾脏、肠、支气管和阴道的抗感染能力。此外，还能促进宝宝的视力发育和骨骼成长。维生素 C 能促进铁的吸收，预防妈妈和宝宝贫血，还能帮助孕妈妈增强皮肤弹性，预防妊娠斑。

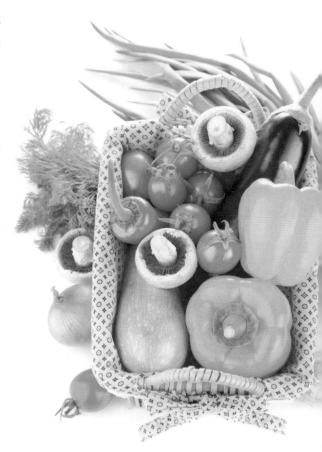

孕妈妈多吃富含维生素 C 的蔬菜，可以促进铁的吸收，预防缺铁性贫血。

● 限盐，避免中晚期水肿

　　正常人每天的食盐建议摄入量是 6 克，孕妈妈可以在此基础上降低到 5 克，而对于孕前就有高血压的孕妈妈来说，更要减少食盐用量。减少吃盐不仅要控制饮食中的烹调用盐，还应留意一些食物中的隐形盐。

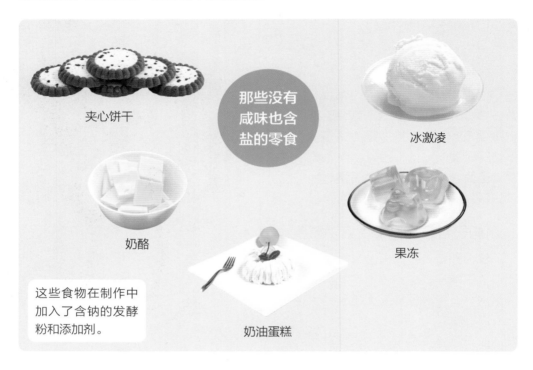

夹心饼干

那些没有咸味也含盐的零食

冰激凌

奶酪

果冻

这些食物在制作中加入了含钠的发酵粉和添加剂。

奶油蛋糕

李宁告诉你

揪出隐藏在食物中的盐

　　除了食盐以外，很多食物中也潜藏着盐。比如，咸菜、酸菜等腌制食品，火腿肠、午餐肉、牛肉干等加工食品，薯条、薯片等膨化食品，酱油、番茄酱、蛋黄酱、沙拉酱、味噌、咖喱等调味品，过量食用同样会导致食盐超标。特别值得注意的是，面条中（拉面、挂面、切面等）含盐量也不少，容易被人忽视。因此，要警惕这类食物。

　　如果烹调时加了酱油、鸡精等，则要减少盐的用量，如果偶尔食用了咸菜、午餐肉等食物，就要减少炒菜时的用盐量。

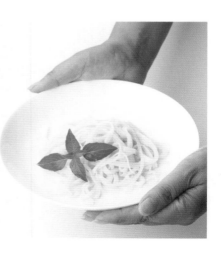

● 不宜服用蜂王浆

蜂王浆中含有类似雌激素的物质，有可能干扰孕妈妈的正常内分泌，影响胎宝宝发育，所以不宜服用。

● 不要一次吃得太饱

在这个月，孕妈妈可以解除"食禁"，吃各种平时喜欢吃而不敢吃的东西。但是，进食还是要遵循一个原则：再好吃、再有营养的食物都不要一次吃得过多、过饱。

● 不宜多吃火锅

火锅的原料是羊肉、牛肉、猪肉以及狗肉等，这些肉片可能含有弓形虫、华支睾吸虫等寄生虫。寄生虫藏匿在这类受感染的动物肌肉细胞中，肉眼是无法看到的。吃火锅时习惯把鲜嫩肉片放到煮开的汤料中稍稍一烫即进食，这种短暂的加热并不能杀死寄生虫，人进食后幼虫可在肠道中穿过肠壁随血液扩散至全身。弓形虫幼虫一旦进入孕妈妈身体，可通过胎盘进入胎儿体内，严重者可致流产、死胎或影响胎儿脑的发育而发生小头、脑积水或无脑等畸形现象。如果吃火锅，一定要注意卫生，肉类要涮熟再吃。

● 不吃生田螺、生蚝

孕妈妈不能吃生田螺、生蚝等，这些食物虽然鲜美可口，并且富含蛋白质、维生素和微量矿物质，但是由于没经过加温烹饪，里面的寄生虫和病菌可能会对胎儿造成伤害。

● 不必大吃大喝

孕期孕妈妈开始向各类美食进军了，大有为未来的宝宝而牺牲诱人身材的英勇气概。虽然值得表扬，但也别忘了，一味地大吃大喝是不可取的，有时还会适得其反，尤其是辛辣食物、寒凉食物、高盐高糖食物，如麻辣香锅、冰镇西瓜、奶油蛋糕等。

● 少吃油炸食物

油炸食品色香味美，香脆可口，颇令人喜爱。但是，孕妈妈却不宜过多食用。油炸食品经高温处理后，食物中的维生素和其他多种营养素均受到很大程度的破坏，营养价值明显下降，加之脂肪含量较多，食后很难消化吸收。吃多了还容易引起便秘。另外，食用油经反复加热、煮沸、炸制食品后，会产生致癌物质，用这种油炸制或烹调食品也会带有有毒物质，经常食用，会对人体产生危害。

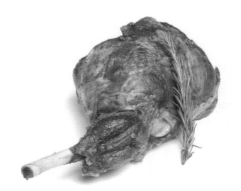

烧烤食品多经过腌制，所以孕妈妈不宜多吃。

营养食谱推荐

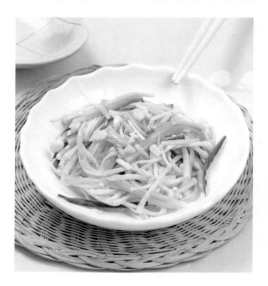

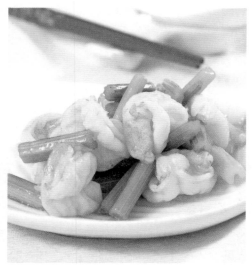

金针菇拌黄瓜
排毒益气

材料　金针菇、黄瓜各 150 克。

调料　葱丝、蒜末、酱油、白糖、陈醋、
　　　　盐、鸡精、香油各适量。

做法

1. 金针菇去根，洗净，入沸水中焯透，
   捞出，晾凉，沥干水分；黄瓜洗净，
   去蒂，切丝。

2. 取小碗，放入葱丝、蒜末、酱油、白
   糖、陈醋、盐、鸡精和香油拌匀，兑
   成调味汁。

3. 取盘，放入金针菇和黄瓜丝，淋入调
   味汁拌匀即可。

虾仁炒芹菜
保护心血管

材料　芹菜 400 克，虾仁 50 克。

调料　葱末、姜丝、料酒、鸡精、盐、
　　　　清汤、淀粉、植物油各适量。

做法

1. 芹菜择洗干净，切段，在沸水中焯一
   下，捞出沥干；虾仁泡发，洗净待用。

2. 炒锅置火上，倒油烧热，下入虾仁炸
   香，然后倒入葱末、姜丝、芹菜煸炒
   片刻，放入料酒、盐、鸡精、清汤炒
   匀，淀粉勾芡即可。

鲜榨橙汁
提高免疫力

材料　橙子 250 克，冰块适量，柠檬汁
　　　　适量。

做法

1. 橙子洗净，去皮，切块。
2. 将切好的橙子、冰块放入果汁机中，
　加入适量饮用水搅打成汁，加柠檬汁
　即可。

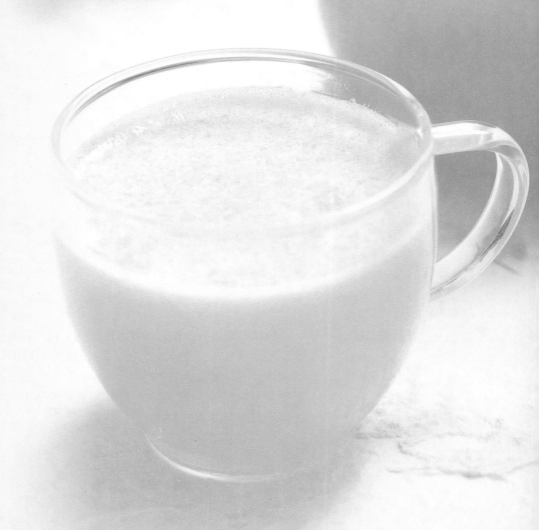

孕期营养 咨询室

孕妈问

很多孕妈妈 3 个月以后就不吐了，为什么我反而吐得更厉害了？

李大夫答

孕妈妈在怀孕的早期会出现如食欲缺乏、呕吐等早孕反应，这是孕妈妈特有的正常生理反应，通常会在孕12 周左右自行缓解。但也有的孕妈妈会出现孕吐提前开始、迟迟不消退的情况，如果呕吐不是特别严重，都是正常的。

如果呕吐、恶心严重，建议到医院检查是否有其他病理情况。柠檬汁、土豆、苏打饼干等食物对孕吐有改善作用。

孕妈问

可以喝点蜂王浆进补吗？

李大夫答

孕早期，很多孕妈妈由于妊娠反应比较严重，营养吸收也少，因此到了孕 4 月，就希望通过一些营养保健品把流失的营养补回来。但孕妈妈最好还是以食补为主，不要随便选择营养保健品。

蜂王浆含有激素类物质，可能不利于胎宝宝正常生长。但蜂蜜可促进消化吸收，增进食欲，镇静安眠，提高机体抵抗力。喝点蜂蜜对孕妈妈和胎宝宝是有好处的。只是蜂蜜不宜多吃，每天不宜超过一大勺，约20 克。

孕妈问

有必要吃铁剂吗？

李大夫答

补铁首选食补，是否需要服用铁剂，视个人情况而定。孕期铁的需要是不均匀的，80% 以上的增加是在孕晚期，所以建议孕中期检查是否贫血，如果贫血，那就要及时补充和治疗。另外，孕前就贫血的孕妈妈最好根据医嘱补充适量的铁剂。

孕妈问

无糖饮料能喝吗？

李大夫答

很多所谓的无糖饮料，其实是用人造甜味剂（如阿斯巴甜）代替了糖，很多人以为这种饮料会比含糖饮料更健康。然而最新研究表明，如果孕妈妈大量饮用这种饮料，可能会引起早产。

孕妈问

孕妈妈可吃冷饮吗？

李大夫答

孕妈妈是否能吃冷饮，是因人而异的，不能一概而论。冷饮并不能真正降低体温（除非吃得特别多），也不会影响血液循环，所以对孕妈妈和胎宝宝的健康影响不大。只是有些孕妈妈吃冷饮会刺激肠胃，造成胃部不适。

如果孕妈妈孕前经常吃冷饮，可以少量吃一些，而孕前就极少吃冷饮的孕妈妈最好不吃，对低温特别敏感的孕妈妈更要注意。

孕妈问

我一般吃主食比较多，菜吃得少，会影响健康吗？

李大夫答

有些孕妈妈就喜欢吃面食、米饭等主食，一饿就想吃这类食物，因为主食类往往比较顶饿。光吃主食营养比较单一，还容易导致肥胖，可以少食多餐，每顿饭摄入适量主食，并且增加新鲜蔬菜的量，注意均衡饮食，比如用有蔬菜、肉类的三明治代替单一的面包、糕点等。

孕妈问

坚持吃核桃对宝宝很好，但我不喜欢吃怎么办？

李大夫答

这个月胎宝宝的大脑细胞依然处于快速发育期，核桃富含不饱和脂肪酸，对胎宝宝的大脑发育非常有利，而且核桃还富含维生素 E，有安胎的功效。核桃虽好，但也不是所有人都喜欢它的味道，尤其是生核桃有点涩味。如果不喜欢直接吃核桃，可以选择别的坚果代替，如花生、瓜子、腰果等。也可以将核桃和其他豆类、花生、芝麻一起打成豆浆喝。

会伸胳膊腿儿了

宝宝成长 VS 妈妈的变化

　　这个月，我最大的进步就是我的运动能力有了很大的发展，我一伸胳膊一伸腿，妈妈就会有"震感"，如果我在"小房子"里翻跟头，妈妈就会辗转反侧，睡不好觉。因为我的"震动"频率的增加，妈妈会更真切地感受到我的存在，我和妈妈的交流更加亲密、和谐。

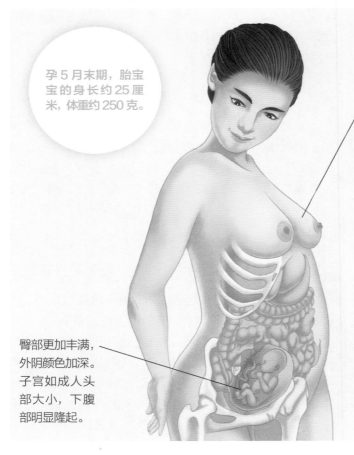

孕 5 月末期，胎宝宝的身长约 25 厘米，体重约 250 克。

乳房不断增大，乳晕颜色继续加深。
乳房分泌浅黄色初乳，为哺乳做准备。

大脑：仍在发育着。
头发：长了层细细的异于胎毛的头发。
眉毛：开始形成。
胎盘：直径有所增加。
四肢：骨骼和肌肉发达，胳膊和腿不停活动着。

臀部更加丰满，外阴颜色加深。子宫如成人头部大小，下腹部明显隆起。

重点营养

［维生素 C］
增强孕妈妈的免疫力，促进铁质的吸收

功效

1. 协助胎儿的骨髓形成红细胞和白细胞。
2. 具有抗氧化作用，增强孕妈妈的免疫力，促进铁质吸收，预防贫血。

摄入过多的危害： 摄取过多，可能导致孕妈妈出现乏力、恶心、呕吐、腹泻等临床症状，还可导致水肿及骨病的发生。

摄入过少的危害： 摄取过少，可能会影响胎儿大脑的健康发育。

每日建议摄取量： 孕初期每日 100 毫克，中晚期 130 毫克。

摄取来源： 深绿色蔬菜、酵母、动物内脏、瘦肉、花生、牛奶等。

摄取方式： 新鲜的果蔬，生吃、凉拌或快炒最佳。

摄取注意事项： 维生素 C 的主要来源是新鲜的微酸水果，此外，深绿色蔬菜含量也很丰富。

 妇产科小词典

胎动

胎动是胎儿宫内情况的晴雨表。胎动的次数、快慢、强弱等可以提示胎儿的安危。胎动正常表示胎盘功能良好，输送给胎宝宝的氧气充足，胎宝宝发育健全，小生命在子宫内愉快健康地生长着。胎动异常，则表明胎盘功能减弱或胎儿宫内缺氧，孕妈妈不可掉以轻心。

胎动是有规律可循的

正常妊娠 18~20 周可以感到胎动，28~32 周后胎动达到高峰，38 周后胎动逐渐减少。胎动一般每小时 3~5 次，12 小时内胎动为 30~40 次。正常情况下，一昼夜胎动强弱和次数有一定的变化。一天之中，早晨的胎动次数较少，上午 8~12 点均匀，下午 2~3 点最少，6 点以后增多，晚上 8~11 点又增至最高。这说明胎宝宝有自己的睡眠规律，称为胎儿生物钟。

营养需求
注意补血

　　孕妈妈和胎宝宝都需要补充足够的铁质来满足造血功能，预防妊娠期的贫血，所以孕妈妈应多吃富含铁的食物，如木耳、瘦肉、蛋黄、绿叶蔬菜等。特别提醒，如果含铁的食物和维生素C一起食用，吸收效果更好。

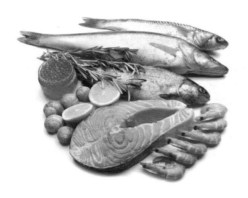

动物肝脏、动物血、各种禽畜肉、鱼类等是铁的最佳来源，不仅含量比较高，重点是这些食物所含的铁为血红素铁，在人体的吸收利用率高于其他食物。

饮食原则
多注意饮食，避免孕期病痛

　　补充促进骨骼和视力正常发育的维生素A：如动物肝脏、胡萝卜、豆瓣菜、圆白菜、西葫芦、红薯、瓜类、杧果、番茄等。

　　多吃预防妊娠贫血的含铁食物：补铁首选食物就是动物肝脏，但是鸡肝、猪肝每周吃两三次，每次25克左右即可。水果中的维生素C，可以促进铁的吸收。

　　不宜多吃盐：孕期孕妈妈容易得水肿和高血压，所以不宜多吃盐。

　　不宜吃热性香料：热性香料具有刺激性，很容易消耗肠道水分，使肠道腺体分泌减少，导致孕期便秘的发生。如大料、茴香、花椒、桂皮、五香粉、辣椒粉等都属于热性香料。

　　不宜吃大补的食品：人参、蜂王浆等滋补品有很多激素，孕妈妈滥用这些补品会影响胎宝宝的生长发育。如果补品吃多了，可能会影响孕妈妈对营养的摄取和吸收，导致孕妈妈内分泌系统紊乱和功能失调。

宝宝发育与核心营养素

妊娠周数	胎儿器官系统发育	需重点补充的营养素	食物来源
第17周 ~ 第20周	循环系统、泌尿系统开始工作，肺部发育，听力形成	蛋白质、钙、铁、维生素A	牛奶、蛋、肉、鱼、豆类、黄绿色蔬菜
	视网膜开始形成，对强光有反应，大脑功能分区	蛋白质、亚油酸、钙、磷、维生素A	肝、蛋、牛奶、乳酪、鱼、黄绿色蔬菜、坚果

孕妈妈一周科学食谱推荐

	早餐	加餐	午餐	加餐	晚餐	加餐
周一	红豆粥 花卷 鸡蛋 拌虾皮青椒	猕猴桃木瓜汁 酸奶	米饭 番茄炖牛肉 土豆丁 西芹百合	橘子 酸奶	馒头 猪肝炒菠菜 肉片香菇烧菜心	杧果
周二	炸酱面 牛奶	开心果	馅饼 香菇山药鸡 上汤娃娃菜	香蕉	米饭 海参豆腐煲 绿豆芽炒肉丝	牛奶
周三	牛奶 鸡蛋 香菇肉包	香蕉 坚果 红豆大米粥	米饭 苦瓜炒鸡蛋 蔬菜沙拉 莲子猪肚汤	豆浆 钙强化饼干 酸奶布丁	茄丁肉丝面 虾仁烩冬瓜 猴头菇炖豆腐	全麦面包 猕猴桃汁
周四	菠菜鸡粒粥 鸡蛋 桂花糖藕	黑芝麻糊	米饭 番茄土豆炖牛肉 蒜蓉莜麦菜	橘子	米饭 猪肝炒菠菜 肉片香菇烧青菜	牛奶
周五	牛奶 馒头 芝麻酱	香蕉 酸奶	山药蒸肉饭 鲜菇鸡片 海蛎烧油菜	草莓 面包	米饭 豆腐干炒芹菜 排骨烧莜麦菜 蛋花汤	黑芝麻糊
周六	三鲜小馄饨 南瓜饼	花生	米饭 胡萝卜炒猪肚 红烧排骨 豆腐白菜汤	苹果	米饭 红烧牛肉 蒜蓉西蓝花 韭菜炒豆芽	酸奶
周日	牛奶 豆包 鸡蛋	栗子	米饭 蒜蓉空心菜 红烧豆腐 火爆腰花	藕粉	米饭 香干芹菜 肉末茄子 红烧带鱼	牛奶

饮食宜忌速查

● 多补充能促进胎宝宝视力发育的营养素

宝宝有一双明亮的眼睛，是每个父母的愿望。下面介绍的五种营养素能促进胎宝宝的眼睛发育，孕妈妈不妨多食。

营养素	促进视力发育	有效食物
维生素 A	合成视网膜中感光物质视紫质的重要原料，能维持人体的正常视觉，保持弱光下的观察能力	鱼类、动物内脏、蛋黄、牛奶、胡萝卜、苹果等
α - 亚麻酸	组成大脑细胞和视网膜细胞的重要物质，能促进胎宝宝的大脑发育，促进视网膜中视紫红质的生成，提高胎宝宝的智力和视力	核桃等坚果，还可在医生指导下吃些 α - 亚麻酸胶囊
维生素 B_1	视觉神经的营养来源之一，如缺乏，容易引起眼睛疲劳	动物肝脏、肉类、豆类、坚果等
维生素 B_2	视觉神经的营养来源之一，如缺乏，易引起角膜炎	猪肉、鸡肉、鳝鱼、蘑菇、海带、紫菜等
牛磺酸	提高视觉功能，促进视网膜的发育，保护视网膜，利于视觉感受器的发育，改善视觉功能	牡蛎、海带等

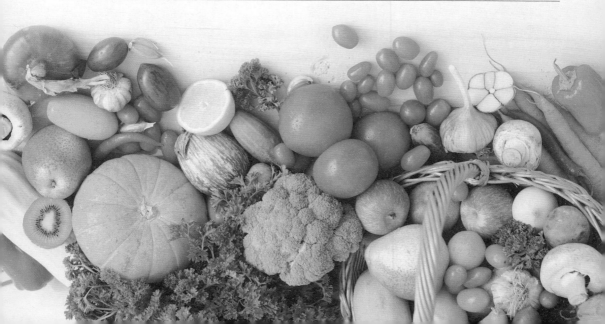

● 孕期宜多喝粥

由于怀孕的缘故，孕妈妈肠胃功能比较弱，而粥熬煮的时间长，粥里的营养物质析出充分，所以粥不仅营养丰富，而且容易吸收。莲子红枣粥、玉米粥、绿豆粥、南瓜粥都很适合。煮粥前最好将米用冷水浸泡半小时，让米粒膨胀开。这样熬起粥来节省时间，而且熬出的粥口感好。

● 保证足够的热量供应

孕中期，孕妈妈的基础代谢加速，糖利用增加，每日热能需求量比孕前约增加 200 千卡。热能的具体增加根据劳动强度和活动量大小有所差别。孕中期体重的增加应控制在每周 0.3～0.5 千克。

热能摄入过多，胎宝宝体重太大，容易导致难产。随着热能需求量增加，与能量代谢有关的维生素 B_1、维生素 B_2 的需求量也相应增加。

● 荤素搭配

孕中期的饮食越来越重要了，一定要荤素搭配合理，这样营养一般就不会有什么问题。但是如果担心发胖或胎儿过大而限制饮食，则有可能造成营养不足，严重时甚至会患贫血或影响胎儿的生长发育。一般来讲，如果每周体重的增加在 350 克左右，则属正常范围。

● 宜每周吃一次动物内脏

常见动物内脏食品，包括猪腰子、猪肝、猪心、猪肚、羊肝、牛肝等，这些食物不仅含有丰富的优质蛋白质，而且还含有丰富的维生素和矿物质。本月，孕妇对维生素、矿物质、微量元素等需求量明显增加，为此，孕中期孕妈妈至少每周吃一次一定量的动物内脏。

● 适当摄取植物油

人体必需的脂肪酸，主要存在于植物油里面，动物油中含量极少。研究还发现，孕妈妈在怀孕期间最好适当多吃些植物油，宝宝出生后，患湿疹的可能性就会减少，另外头发也会变好。因此孕妈妈要适当吃玉米油、花生油、橄榄油等。

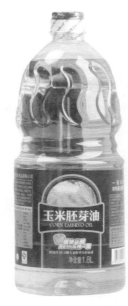

● 加班的孕妈妈宜选择全麦面包

有些孕妈妈因为工作原因会加班到很晚，此时饥饿感会更明显。可以用全麦面包搭配牛奶、水果来代替点心、泡面。这样不仅不会使体重增加过快，还会让胃比较舒服。

● 忌食高糖食品

对孕妈妈来说，吃太多的糖，对自身和胎宝宝都有很大危害。血糖过高会加重孕妈妈的肾脏负担，不利于孕期保健。

大量医学研究表明，摄入过多的糖分会削弱人的免疫能力，使孕妈妈机体抗病能力降低，更容易受到细菌和病毒的感染。所以，孕妈妈要避免高糖饮食。

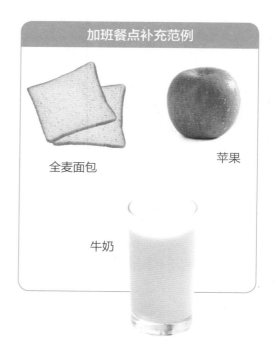

加班餐点补充范例

全麦面包　苹果

牛奶

● 不宜吃热性调料

怀孕后不宜多吃热性调料，如桂皮、辣椒、小茴香、大茴香、花椒、五香粉等，这些调料容易上火，消耗肠道的水分，使胃肠腺体分泌减少，造成便秘。发生便秘后，孕妇用力排便，令腹压增大，压迫子宫内胎儿，易造成胎动不安、羊水早破、自然流产、早产等不良后果。

● 不宜多吃盐

盐中含有大量的钠，在孕期，由于肾脏功能减退，排钠量相对减少，从而失去水电解质的平衡，引起血压升高，导致心脏功能受损。如果体内的钠含量过高，血液中的钠和水会由于渗透压的改变，渗入组织间隙还会形成水肿。因此，多吃盐会加重水肿并且使血压升高，甚至引起心力衰竭等疾病。专家建议：孕妈妈每日正常的摄盐量以 6 克以内为宜。

● 不宜吃皮蛋

传统的皮蛋为促使蛋白质凝固，在腌制过程中要加些氧化铅或铜等重金属，若长期食用，其中的铅或铜会慢性积累而不利健康。孕妈妈在怀孕期间不要过多吃皮蛋，以免引起重金属摄入过量。

● 不宜只吃精米精面

孕妈妈不要只吃精米精面。精米精面之所以"精"是因为它经过了反复加工的精制过程，看起来更白更细更美观。经过精制的精米、精面，把富含铁、锌、锰、磷等微量元素及各种维生素的粮食表皮部分完全去掉了，看起来虽然又白又细，但其所含营养素已远不如糙米那样齐全了。长期食用这种精米精面，必然会导致微量元素及维生素营养缺乏症，会由此引起一系列疾病。而粗米粗面，虽然看起来粗一些、黑一些，但它们是富含人体所必需的各种营养素的"完整食品"。

● 孕妈妈应该远离的食物

食物	副作用
油条	含能影响人的思维能力的铝。每天摄铝量不应超过 60 毫克，否则会损害人的神经
牛肉干	含大量盐。孕妈妈每天摄入盐应控制在 6 克左右，过量容易引起高血压、动脉硬化等症，从而影响血液循环
炸鸡翅	煎炸食物的过程中会产生对人体有害的过氧脂质，如超量摄入会损伤人体健康
休闲小吃	如锅巴、虾条等，含大量味精、糖精和甜味素。孕妈妈如过量食用会影响胎宝宝对锌的摄取，影响宝宝正常发育

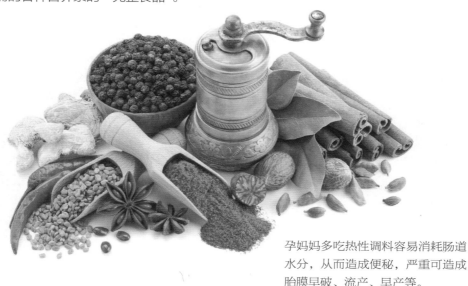

孕妈妈多吃热性调料容易消耗肠道水分，从而造成便秘，严重可造成胎膜早破、流产、早产等。

营养食谱推荐

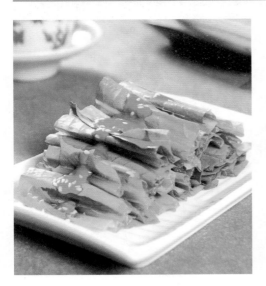

麻酱莜麦菜
补充维生素

材料 莜麦菜 200 克。

调料 芝麻酱 15 克，蒜泥、酱油、醋各
5 克，味精、香油适量。

做法

1. 将莜麦菜择洗干净，切成段，装入盘
中，备用。

2. 将酱油、味精、醋、蒜泥、香油、芝
麻酱放入容器内调匀，浇在莜麦菜上
即可。

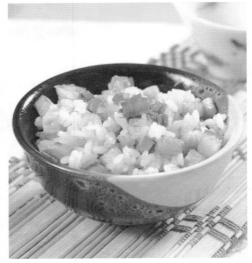

山药蒸肉饭
健脾益气

材料 大米 150 克，山药、猪五花肉各
100 克。

调料 盐、胡椒粉、植物油各适量。

做法

1. 大米淘洗干净；山药洗净，去皮切丁；
五花肉去皮，洗净，切成小肉丁。

2. 锅置火上，倒油烧热，放入山药丁炸
至酥，捞出沥油备用；锅留底油烧热，
再放入五花肉丁，炒至肉香酥，加山
药丁、盐、胡椒粉炒香，盛出备用。

3. 将山药丁、五花肉丁放入电饭锅中，
加入米饭，放入适量水，蒸熟即可。

木瓜汁
美容润肤

材料　木瓜 250 克，蜂蜜适量。

做法

1. 木瓜洗净，去子、去皮，切成小块。
2. 把木瓜块放到果汁机中，加适量饮用水搅打，搅打好后倒出，调入蜂蜜即可。

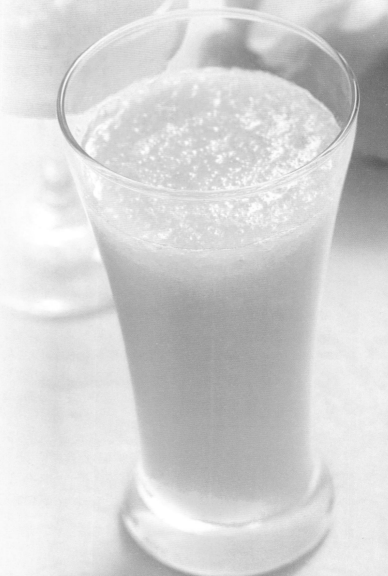

孕期营养 咨询室

孕妈问

如果经常觉得饿，可以吃什么？

李大夫答

大多数孕妈妈此时胃口会变大，饥饿感总是如影随形。不过，不要因为胃口开了，饮食就毫无顾忌了，不能过量饮食。孕中期，热量摄取仅比之前多了 200 千卡。如果担心摄入热量过多，可以选择低脂肉类和脱脂牛奶，还可以用水果、全麦面包来代替点心、泡面。这样不仅不会使体重增加过快，还会让胃比较舒服。

孕中期体重增长每月低于 1 千克或高于 3 千克都是不适当的，孕妈妈可以自己监测体重。

孕妈问

我每次产检时，体重都很标准，吃东西时是否不用太控制？

李大夫答

怀孕后比平时容易得糖尿病，虽然检查时体重标准，但是如果敞开吃，也同样会加大血糖增高的风险。不仅如此，如果孕妈妈没有节制地吃，不注意控制自己的体重，还会增加其他妊娠并发症的发病率；或者不小心吃了孕期禁忌的食物或不干净的食物，也会引起胃肠症状的发生。

孕妈问

做 B 超显示胎宝宝比实际孕周小，怎么办？

李大夫答

在产检时，经常会遇到胎宝宝相对于月份来说体重较轻，排除一些感染或者染色体影响问题，如果孕妈妈体重增长不达标，食欲也不好，就要进行膳食调整。如果孕妈妈平时主食摄入过少或蛋白质和脂肪摄入得少，也可能影响孩子的生长发育，要有针对性地增加这类食物的摄入。

如果体重增长正常，体重也比较合理，就有可能是遗传因素导致胎宝宝偏小，如父母双方有一方体形瘦小，孕妈妈不用担心。还有可能是胎盘功能不良，胎宝宝得不到充足的营养，这种情况医生会安排治疗。

孕妈问

在外面用餐时要怎么点菜？

李大夫答

同学聚会、朋友聊天、工作上需要和客户沟通，都有可能会在外就餐。孕妈妈在外就餐要多加注意。餐馆里的饮食虽然可能比家里的饭菜香，但往往油脂和盐都会比较多。因此，最好不要经常去，即使非去不可，孕妈妈在点菜的时候要注意除了肉类食品外，应该点一些豆腐、青菜和水果沙拉作为配餐，保证营养均衡。

孕妈问

体重增加过多就要节食吗？

李大夫答

虽然孕期体重增加过多会增加患高血压和巨大儿的可能性。但是也不要进入饮食的误区，靠节食来减缓体重增长的速度。正确的方法是，请医生给你一些均衡饮食的建议，科学进餐，适当运动，使自己达到标准体重。

孕妈问

孕期上火便秘怎么办？

李大夫答

到了孕中期，孕妈妈胃口开始好转，有些孕妈妈便不忌口，大吃大喝，很容易引起上火，造成便秘，以下这些办法都可以帮你应对上火的问题：

适当多吃蔬菜、水果，如猕猴桃、草莓、火龙果、梨等水果，以及番茄、芹菜、圆白菜等富含膳食纤维的蔬菜，有助于排便；自制的饮品健康又促便，如蜂蜜柚子茶，可以在家自制一些类似的饮品。

孕妈问

出现水肿怎么办？

李大夫答

很多孕妈妈到了孕中晚期会出现下肢水肿的现象，这是血管内的液体成分渗出血管，积聚在组织间隙中造成的，一般出现在脚踝、脚背和小腿，产后会自行恢复。为缓解水肿，孕妈妈可以每天进食一些利尿消肿的食物，如冬瓜、黄瓜、红豆等，以改善症状。同时一定少吃盐，也不要喝过量的水。

宝宝成长 VS 妈妈的变化

　　现在的我已经骨骼分明、人模人样了，令人欣喜的是，我的听力也发育起来了，我甚至能够听到妈妈那甜美的声音了。我的肌肉和神经也已经充分发育起来了，我能够在妈妈日渐增多的羊水中自由自在地穿梭了。

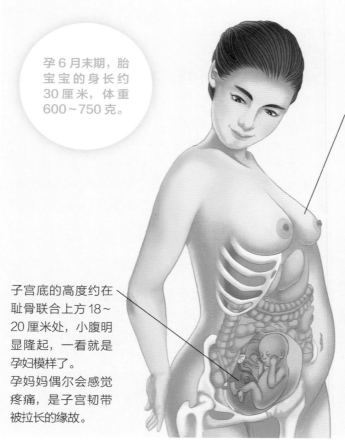

孕 6 月末期，胎宝宝的身长约30 厘米，体重600 ~ 750 克。

乳房饱满，挤压时会流出稀薄的汁液。

大脑：快速发育，皮层褶皱并出现沟回，以给神经细胞留出生长空间。

脐带：胎宝宝好动，有时会缠绕在身体周围，但并不影响胎宝宝活动。

皮肤：有褶皱出现。

手脚：在神经控制下，能把手臂和手同时举起来，能将脚蜷曲起来以节省空间。

子宫底的高度约在耻骨联合上方18 ~ 20 厘米处，小腹明显隆起，一看就是孕妇模样了。
孕妈妈偶尔会感觉疼痛，是子宫韧带被拉长的缘故。

重点营养

［钙］

促进胎宝宝骨骼和牙齿的发育

功效

1. 促进胎宝宝骨骼和牙齿的发育。
2. 防止孕妈妈出现肌肉痉挛、腰腿疼痛或者骨质软化等病症。

摄入过多的危害： 摄取过多，可能增加孕妈妈得肾结石的风险、乳碱综合征以及影响其他人体必需微量元素的利用率。

摄入过少的危害： 摄取过少，可能使胎宝宝过分摄取孕妈妈体内的钙质，导致孕妈妈出现缺钙的症状。

每日建议摄取量： 孕初期 800 毫克，孕中期 1000 毫克，晚期 1200 毫克。

摄取来源： 牛奶、海鲜、蛋、肉类、豆腐等。

摄取注意事项： 除了吃好一日三餐外，最简单易行且最好的补钙方式就是喝牛奶，每天喝 250 ~ 500 毫升的牛奶就可满足孕妈妈的需求。

 妇产科小词典

妊娠水肿

在整个怀孕过程中，体液会增加 6 ~ 8 升，其中 4 ~ 6 升为细胞外液，它们潴留在组织中造成水肿。据调查，大约有 75% 的孕妈妈在怀孕期间曾经发生过水肿。

脚掌、脚踝、小腿是最常出现水肿的部位，有时候甚至脸部也会出现轻微的肿胀。这种水肿一般在经过一段时间休息后能够消退，早晨轻，晚间重。怀孕七八个月后，症状会进一步加重。如果又碰上天热，肿胀就会更加明显。

轻微的水肿是正常现象，但如果下肢水肿，休息 6 个小时以上仍不能消退，而且逐渐向上发展，就不正常了。如果伴随高血压及蛋白尿，那孕妈妈就有罹患"子痫前期"的危险，必须做好产检并与医生充分配合进行治疗。

营养需求
保持饮食多样化

　　饮食要多样化。多吃海带、芝麻、豆腐等含钙丰富的食物，避免出现腿抽筋的情况。每天喝一杯牛奶也是必不可少的（不喜欢喝牛奶，可以用酸奶代替）。

饮食原则
少食多餐

　　少食多餐：因为孕妈妈子宫的膨大，压迫到胃部，虽然孕妈妈很容易饿，但是多吃的话，容易导致胃疼，所以此时应该坚持少食多餐的饮食原则。

　　补充维生素 C：很多孕妈妈会因为缺少维生素 C 而出现刷牙出血的情况。所以孕妈妈应该多吃蔬菜和含维生素 C 的水果，如橘子等。如果情况没有得到改善，就需要及时就医。

　　多吃富含膳食纤维的食物：孕中期很多孕妈妈容易出现便秘的情况，所以孕妈妈应多吃富含膳食纤维的蔬果。此外，孕妈妈也可以喝酸奶，不但可以润肠通便，还能补充钙质。

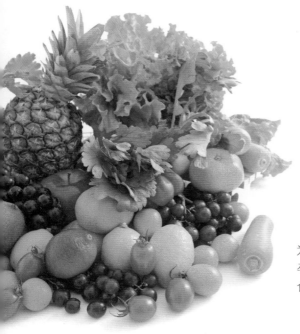

为了防止出现孕期便秘，孕妈妈应该多吃富含膳食纤维的食物。

宝宝发育与核心营养素

妊娠周数 第21周 ~ 第24周	胎儿器官系统发育	需重点补充的营养素	食物来源
	视网膜形成，乳牙的牙胚开始发育	钙、磷、维生素 A、维生素 D	牛奶、蛋、肝、乳酪、黄绿色蔬菜

孕妈妈一周科学食谱推荐

	早餐	加餐	午餐	加餐	晚餐	加餐
周一	牛奶 全麦面包 煎蛋 小炒圆白菜	核桃 酸奶	红枣炖鸡 西芹炒百合 家常豆腐 米饭	酸奶 橘子	栗子扒白菜 酸辣黄瓜 鲫鱼丝瓜汤面	牛奶 核桃
周二	鸡肉饼 鸡蛋 奶汁烩生菜	芝麻糊	海带焖饭 素炒油菜 红焖大虾	草莓汁	花卷 番茄炒蛋 鲫鱼汤	香蕉
周三	瘦肉粥 小笼包	核桃 酸奶	黄豆猪蹄汤 菠菜炒猪肝 红白豆腐 米饭	酸奶 橘子	米饭 酸辣黄瓜 奶油菠菜浓汤	牛奶 核桃
周四	花生山药粥 鸡蛋 小菜	水果沙拉	莲藕炖排骨 菠菜粉丝 虾仁火腿炒饭	苹果	香菇青菜牛肉面 素炒胡萝卜丝	酸奶
周五	绿豆粥 鸡蛋饼	柚子	米饭 木耳炒肉 虾仁豆腐 紫菜蛋汤	饼干	米饭 啤酒鸭 韭菜炒蛋 丝瓜鸡蛋汤	牛奶
周六	皮蛋瘦肉粥 凉拌金针菇 小花卷	开心果	米饭 鲜菇鸡片 海蛎肉生菜	面包	馒头 熘肝尖 醋熘土豆丝 清炒菜花	牛奶
周日	牛奶 面包 煎蛋	核桃	米饭 红枣炖鸡 酸辣黄瓜 家常豆腐	苹果	米饭 珊瑚白菜 炒胡萝卜丝 鲫鱼丝瓜汤	柚子

饮食宜忌速查 🔍

● 需要补充铁

缺铁容易导致缺铁性贫血。怀孕后，母体需血量明显增加，对铁的需求量也会相应增加。胎宝宝自身造血和身体的生长发育都需要大量的铁，且只能靠母体供给。此外，为了应对分娩时出血和胎宝宝出生后的乳汁分泌，也需要在孕期储备一定量的铁。

孕妈妈服用铁剂的方法：由医生具体决定，不宜自行决定。

● 进食要细嚼慢咽

怀孕后，孕妈妈胃肠、胆囊等消化器官所有肌肉的蠕动减慢，消化腺的分泌也有所改变，导致消化功能减退。此时吃东西一定要注意细嚼慢咽，使唾液与食物充分混合，同时也有效地刺激消化器官，促使其进一步活跃，吸收更多的营养元素。另外，细嚼时分泌的唾液对牙齿表面的冲洗，能减少龋齿的发生。

● 宜用孕妇奶粉补充营养

要想使孕妈妈保持充足的营养，又为胎宝宝健康成长提供必需的营养支持，同时还不要过量饮食，避免肥胖，食用孕妇奶粉是办法之一。孕妈妈可以选择一些品质好的孕妇奶粉。如含有孕妇、产妇和胎宝宝必需的各种营养成分的奶粉。每天喝一点儿孕妇奶粉，是孕妇可选择的营养补充途径，方便又有效。

● 多吃含膳食纤维素的食物

膳食纤维可以软化大便，促进肠蠕动，还可以降低血糖、血压。孕期增加膳食纤维素的摄取其实很容易做到，多吃粗粮、水果及新鲜蔬菜即可。这类食物包括黄豆、红豆、绿豆、芹菜、竹笋、桃子、香蕉、苹果、燕麦、玉米、糙米、全麦面包等。但注意，应逐渐增添膳食纤维素摄取量，以免引起过度排气。

● 工作餐尽量按时吃

由于工作性质的原因，一些孕妈妈无法保证正常上下班的时间，进而导致吃饭的时间不固定，生活无规律。为了胎宝宝的健康成长，孕妈妈即使工作时间不固定，也应该按时吃工作餐，不能因为方便，吃泡面等一些没有营养的食物，这样对孕妈妈和胎宝宝的发育都是不利的。

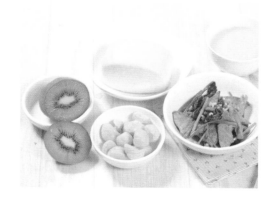

● 适当吃些鱼头

鱼头是鱼身上营养非常丰富的地方，鱼头中含有极为丰富的与人的大脑功能有关的营养物质，如卵磷脂、脑黄金，是人脑中枢神经递质乙酰胆碱的重要来源，多吃卵磷脂，可增强孕妈妈的记忆、思维与分析能力，还能促进胎儿大脑的 tt 形成和发育。

● 多吃中、低 GI 和低 GL 食物

用血糖生成指数（GI）和食物血糖负荷（GL）合理安排膳食，对于调节和控制孕妈妈的血糖大有好处。

多选用低 GI 食物

低 GI（0~55）食物包括豆类（如浸泡后的黄豆、绿豆、扁豆、四季豆）、燕麦麸、乳类等。一般来说，同类的食物，或者同一种食物采用不同烹调方式，GI 值都有比较大的差异。同样的食材，烹调时间越长，GI 越高，因此建议糖尿病患者烹饪时多用急火快炒，避免长时间煮炖。

食物的血糖负荷

食物血糖负荷（GL）=
（GI × 糖类的克数）/100

比如：西瓜的 GI 为 72，每 100 克西瓜中含有的糖类为 5.5 克。那么，当吃下 100 克西瓜时，食物血糖负荷 GL= 72×5.5/100≈4。

也就是说，虽然西瓜的 GI 值很高，但 GL 值很低，所以只要控制食用量，西瓜对血糖的影响并不大。

大致说来，GI 超过 55 或 GL 超过 20 就不妥，两者的数值越低越好。

GI 值类别	GI 值范围
低	≤55
中	56~74
高	≥75

GL 值类别	GL 值范围
低	<10
中	11~19
高	>20

食物		GI	GL
荞麦		54	39
馒头		88	41
面条		46	28
米饭		83	22
牛奶		28	1
绿豆		27	17
土豆		62	11

● 上班的孕妈妈早餐宜吃麦片，控制血糖、胆固醇水平

上班的孕妈妈早晨时间有限，可以吃一碗燕麦片，注意选择那些天然的、没有任何糖分或其他成分添加的麦片。这样的麦片不仅可以帮助孕妈妈控制血糖，还能降低胆固醇水平。孕妈妈也可以根据自己的喜好添加一些水果粒、蜂蜜等。

● 水果首选低糖的，每天200~400克

为了让糖尿病筛查更容易通过，选择水果的时候要更加谨慎，可以优先选择一些低糖水果，尤其是血糖生成指数（GI）低的水果，如苹果、樱桃、桃子等，这种水果往往含有较多的果酸。少吃或不吃高糖水果，如菠萝、香蕉、荔枝等。同时，控制水果的摄入量，每天以200~400克为宜。

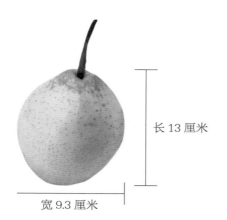

长 13 厘米

宽 9.3 厘米

选用 1 个中等大小的梨（250 克，可食部分约 200 克）作为加餐，上一餐要减少 25 克主食。

● 不宜狼吞虎咽进食

孕妈妈进食是为了吸收足够的营养，保证自身和胎宝宝的需要。吃饭时，如狼吞虎咽，食物没有经过充分咀嚼就进入胃肠道，对营养吸收不利。

狼吞虎咽的弊端：

1. 无法使食物与消化液充分接触。食物未经充分咀嚼就进入肠胃道，与消化液接触的面积会大大缩小，影响食物与消化液的混合，相当一部分营养不能被吸收，这会降低食物的营养，对孕妈妈和胎宝宝都不利。此外，食物咀嚼不够还会加重肠胃的负担或损伤消化道黏膜，易患肠胃病。

2. 减少消化液的分泌。人体靠消化液的各种消化酶将食物的大分子结构变成小分子结构，慢慢咀嚼食物会引起胃液分泌，这比食物直接刺激胃肠而引起的分泌物数量更大，含酶量高，持续时间长，有利于人体摄取食物的营养。

● 不宜吃榴莲

榴莲营养丰富，但是所含的热量及糖分较高，如果孕妇经常或过多食用，极易导致血糖升高，并且使胎儿体重过重，增加日后娩出巨大胎儿的概率。不仅如此，榴莲食用过多还会阻塞肠道，引起便秘，对于本来就容易出现便秘的孕妇来说，会加重负担，特别是患有便秘和痔疮的孕妇更不宜食用榴莲。另外，榴莲性温，多吃会上火，出现喉咙疼痛、烦躁失眠等症。

● 不宜吃太多

不少孕妈妈总是担心营养不够，大吃大喝，也缺乏运动，造成摄入和消耗不均衡，导致超重。孕期体重增加的标准量：在整个孕期，孕妈妈体重应增加 9~15 千克，食量比平时增加 10%~20%，身体欠佳的孕妈妈也不要盲目乱补，应在医生指导下进行饮食。

孕妈妈应保持愉快、健康的心情，进行合理的饮食，做到营养适度、荤素搭配、适当运动，防止因营养过剩造成妊娠高血压综合征和胎宝宝成为巨大儿。

● 不宜长期采用高糖饮食

孕妈妈血糖高，危害大。医学专家发现，血糖偏高的孕妈妈生出巨大儿的可能性是血糖正常的孕妈妈的 3 倍，而胎宝宝先天畸形的发生率则是血糖正常孕妈妈的 7 倍。所以，孕妈妈不宜长期采用高糖饮食，以免诱发血糖升高。

● 少进食容易产气的食物

孕期孕妈妈如果有较严重的胃酸反流情况，则应避免吃甜腻的食品，应以清淡饮食为主，可适当吃些苏打饼干、高纤饼干等中和胃酸。由于子宫体积增大，胃被挤压，容易反胃，要避免吃易产气的食物，如汽水、豆类及其制品、油炸食物、太甜和太酸的食物等。

● 不宜多吃动物肝脏

动物肝脏中含有丰富的钙、铁、锌、镁等矿物质和一些重要的维生素，如维生素 A、维生素 D、维生素 B_1、维生素 B_2、维生素 B_{12} 等。适当摄取可以补充营养，但不宜过多食用，孕妈妈在妊娠期每周食用 1 次，每次 30~50 克左右即可，各种动物肝脏可交替食用。因为肝脏是动物的解毒器官，有些有害物质是在肝脏内降解消除的，有些未降解完全的毒物仍存留于其间。另外，维生素 A、维生素 D 等在某些动物肝脏内含量极高，过量摄入会致中毒。

● 不宜常吃方便面

方便面是很多人会选择的快餐，但方便面也是由油炸面条加上食盐、味精加工而成。它缺乏蛋白质、脂肪、维生素以及微量元素，而这些恰是孕妈妈肚子里胎宝宝各个器官和组织发育时必不可少的营养成分。

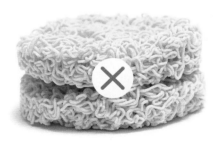

方便面含有较多的人工添加剂，如防腐剂、抗氧化剂等，不适合在孕期多吃。

营养食谱推荐

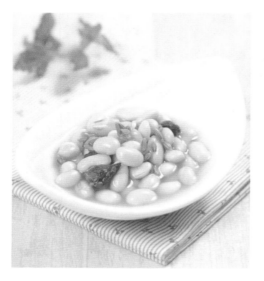

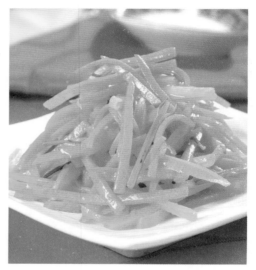

茴香黄豆
补充蛋白质

材料　黄豆 250 克。

调料　小茴香 25 克，盐、大料各适量。

做法

1. 黄豆洗净，泡水至完全涨发。

2. 锅置火上，倒入适量清水烧开，放入小茴香、大料、盐搅匀，再放入黄豆煮熟，关火，让黄豆在调料水中泡入味，捞出沥干水分即可食用。

炒萝卜丝
补充维生素 A

材料　胡萝卜 300 克。

调料　香菜、盐、鸡精、植物油各适量。

做法

1. 胡萝卜洗净，切丝；香菜洗净，切段待用。

2. 炒锅上火，倒植物油烧热，放入胡萝卜丝煸炒至变软，加入香菜，调入盐、鸡精即可。

草莓汁

延缓衰老

材料　草莓 300 克，蜂蜜适量。

做法

1. 草莓去蒂，洗净，切小块。
2. 将切好的草莓放入果汁机中，加入适量饮用水搅打，打好后倒出，调入蜂蜜即可。

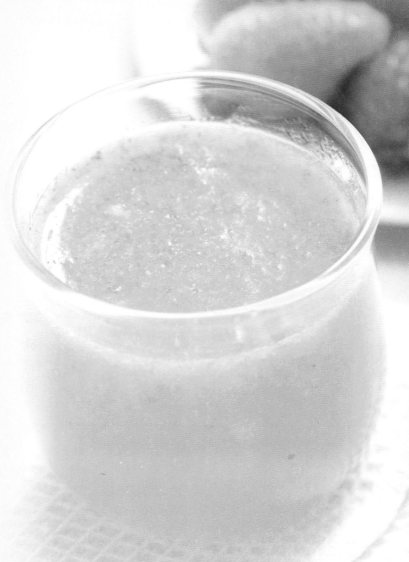

孕期营养 咨询室

孕妈问

心情总是比较压抑低落，吃什么可以缓解？

李大夫答

孕妈妈要谨防孕期抑郁症，可以吃些让心情愉快的食物来缓解郁闷情绪。香蕉含有一种生物碱，可以振奋精神和提高信心，而且香蕉是色氨酸和维生素 B_6 的良好来源，这些都可以帮助大脑制造血清素，缓解精神压力。牛奶有镇静、缓和情绪的作用，有利于减轻紧张、暴躁和焦虑的情绪。而且牛奶中的钙质最容易被人体吸收，是孕妈妈平时补钙的主要食品。

孕妈问

父母皮肤比较粗糙，吃什么可以让胎宝宝的皮肤好一些？

李大夫答

每一位妈妈都希望自己生出来的宝宝漂亮、皮肤细嫩。皮肤的特质与皮肤的颜色一样，同遗传具有很大的关系。所以妈妈们不要对食物寄予过大的期望。但从饮食营养的角度来说，吃对食物对宝宝的皮肤也会有一定的帮助。应该多吃这两类食物：富含维生素 C 和胡萝卜素的蔬果，如西蓝花、胡萝卜、番茄、猕猴桃等，可使胎宝宝皮肤细腻；奶制品和豆制品类能促进胎宝宝皮肤细胞活性、保持皮肤弹性。

孕妈问

铁锅炒菜能补铁吗？

李大夫答

不止一个实验研究显示，铁锅炒菜是可以增加菜肴中的含铁量的，特别是当烹调酸性食物时会有更多的铁溶入食物中。但在实际操作中这种方式难以控制具体的铁溶出量，且溶出的铁吸收率不高，还会影响菜肴的口味。所以，目前这种办法有时用于经济水平极低人群的铁补充。这类人群很少吃到动物性食物，也无力通过铁剂来补充。而生活水平正常的人群不必把这种方式作为补充铁的主要手段。因此，建议孕妈妈还是通过适当摄入肉类和内脏，或在医生指导下使用铁剂来补充所需的铁。

孕妈问	李大夫答
最近肠胃有问题，老出现腹泻怎么办？	怀孕后，由于孕妈妈体内激素水平的变化，胃排空时间延长，小肠蠕动减弱，极易受外界因素影响而腹泻。而孕期腹泻对孕妈妈的健康有不良影响，会促使孕妈妈肠蠕动加快，引起子宫收缩，容易诱发早产。但孕妈妈也不用过于担心，可以通过饮食来调节肠胃功能。每顿饭要定时、定量，不要吃生冷、油腻的食品，配合一些富含益生菌的食物或膳食补充剂，对缓解症状会大有益处。

孕妈问	李大夫答
饮食过于清淡，影响食欲怎么办？	孕妈妈吃得往往比较清淡，时间久了会觉得嘴里没味道，影响食欲，减少进食量。可以在做菜的时候滴一些柠檬汁，可以使口感清新；还可在炒菜时，放入之前炖好的鸡汤调味，吃起来更鲜。但是原则上，孕妈妈还是应避免食用过于刺激的调料，如辣椒、芥末、咖喱粉等都不宜过多摄入。

孕妈问	李大夫答
最近胃口很好，特别想吃甜点可以吗？	很多孕妈妈平时就喜欢吃甜食，尤其是孕中期胃口好了，再加上经常感到饿，所以会经常买一些蛋糕、面包。但要注意，这些食物不能过多食用，因为有些甜点含有反式脂肪酸和食品添加剂，而且含糖量很高，吃多了不仅易造成肥胖，还会升高血糖，增加妊娠糖尿病的发病率。

孕妈问	李大夫答
去医院检查时，发现我的血糖偏高，那我还能喝牛奶吗？	牛奶中糖类的含量不高，只有 3.5% 左右，所以对血糖的影响并不是很大。同时，牛奶中富含优质蛋白质和钙，是孕期非常必要的食物。所以血糖高的孕妈妈完全可以喝牛奶，而且喝的量与血糖正常的妈妈可以是一样的。需要注意两点：①无论喝牛奶还是酸奶，都不要放糖；②如果同时有体重增加过多的问题，应选用低脂奶或脱脂奶。

孕25周 ~ 孕28周 迈入最后塑形期

宝宝成长 VS 妈妈的变化

从这个月开始，我有表情了，会时不时地皱眉头、眨眼睛、嘬嘴唇、打哈欠、吸吮，还会扮"怪相"。我的作息很有规律，妈妈要是细心的话，能感觉到我是睡觉还是醒着。我的运动能力更强了，踢腿、翻跟头、游泳、挥胳膊、伸懒腰，样样行。

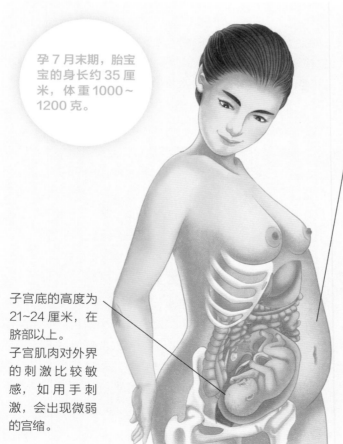

孕7月末期，胎宝宝的身长约35厘米，体重1000~1200克。

腹部会有紧绷感，用手触摸腹部会感觉发硬，这种现象几秒钟后会消失。

子宫底的高度为21~24厘米，在脐部以上。
子宫肌肉对外界的刺激比较敏感，如用手刺激，会出现微弱的宫缩。

大脑：功能日趋完善，有记忆能力和思考能力了。
头发：约有0.5厘米长。
眼睑：形成了上下眼睑。
胎毛：全身被细细的胎毛覆盖着。
指甲：出现了手指甲和脚指甲。

重点营养

［维生素 B_1］

促进能量代谢，预防神经炎

功效
关系到胎儿能量的传输及代谢。

　　摄入过多的危害： 多余的维生素 B_1 很难储存在体内，多数都及时地被排出体外。

　　摄入过少的危害： 摄取过少，可能引起孕妈妈呕吐、倦怠、肌肉无力等，还容易引起分娩时的子宫收缩乏力，使产程延长，造成分娩困难。

　　每日建议摄取量： 整个孕期每日 1.5 毫克。

　　摄取来源： 豆类、酵母、胚芽米、瘦肉、牛奶、花生、深绿色蔬菜等。

　　摄取注意事项： 维生素 B_1 的来源非常丰富，基本可以从日常食物中获取。熬粥、蒸馒头时放碱，会造成维生素 B_1 损失。

酸痛感

　　到了孕后期，胎头下降，增大的子宫会压迫耻骨和骨盆腔，导致后腰部和腿部出现酸痛感；再加上孕妈妈重心前倾，为了平衡，孕妈妈努力往后仰，这也会加重不适感。此外，孕妈妈会阴部可能充血，造成大腿内侧和阴部胀痛。总之，到了孕后期，腰酸、大腿酸痛、阴部的胀痛、耻骨痛等症状的出现，加重了孕妈妈的不适感。

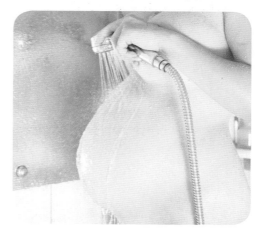

孕妈妈当出现腰酸、大腿酸痛等不适时，要适当休息一下，再洗个热水澡，能有效缓解。

营养需求
摄取足够的蛋白质、维生素、膳食纤维

水肿的孕妈妈，特别是由于营养不良引起水肿的孕妈妈，需要特别注意摄入足够的优质蛋白质。

蔬菜和水果中含有人体必需的维生素和矿物质，可以提高人体的免疫力，加速新陈代谢，还有解毒利尿的作用。

多吃富含膳食纤维的食物，如糙米和蔬果，每顿饭至少含有2种果蔬，这样可以缓解便秘的痛苦。

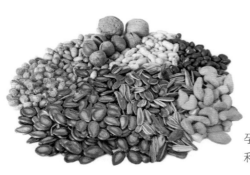

孕妈妈多吃坚果类食物，有利于胎宝宝大脑的发育。

饮食原则
补充DHA

DHA俗称"脑黄金"，是一种对人体非常重要的不饱和脂肪酸。对于孕妈妈来说，DHA具有双重的重要意义。首先，DHA能优化胎宝宝大脑锥体细胞的磷脂的构成成分，从而保证胎宝宝大脑的正常发育。其次，DHA对胎宝宝视网膜光感细胞的成熟有重要作用，即有助于胎宝宝视网膜的正常发育。

在孕7月，胎宝宝的大脑和视网膜发育迅速。因此，孕妈妈应注意补充DHA。富含DHA的食物有核桃、松子、葵花子、杏仁、榛子、花生等坚果类食品。此外，海鱼、鱼油等也含大量DHA。孕妈妈可以根据自己的喜好选择食用。

宝宝发育与核心营养素

妊娠周数 第25周~第28周	胎儿器官系统发育	须重点补充的营养素	食物来源
	听力发育，呼吸系统正在发育	蛋白质、钙、维生素D	牛奶、蛋、肝、海带、黄绿色蔬菜
	外生殖器官发育，听觉神经系统发育完善，脑组织快速增殖	蛋白质、维生素A、B族维生素	肝、蛋、牛奶、黄绿色蔬菜、鱼

孕妈妈一周科学食谱推荐

	早餐	加餐	午餐	加餐	晚餐	加餐
周一	花生米粥 肉包子 鸡蛋 凉拌菠菜	苹果 酸奶	米饭 木耳炒卷心菜 红烧鲤鱼	酸奶 腰果	红烧牛肉 海米炝芹菜 菠菜鸡蓉粥 小花卷	橘子
周二	五谷米饭 牛奶 银耳拌豆芽	苏打饼干 杏仁	鳗鱼饭 蔬菜沙拉 番茄炒虾仁	麦麸饼干	米饭 猪骨萝卜汤 地三鲜	黑芝麻糊
周三	大米粥 肉包子 凉拌金针菇	牛奶 腰果	米饭 木耳炒黄花菜 熘肝尖 冬瓜海带汤	苹果 酸奶	西湖银鱼羹 馒头 海米炝芹菜 蒜蓉西蓝花	蛋糕 苹果
周四	全麦面包 酱猪肝	苹果	饺子 凉拌土豆丝	鸡蛋	米饭 芹菜炒肉 清蒸排骨 鸡蛋羹	牛奶
周五	茄丁打卤面 鸡蛋	铁强化饼干	米饭 糖醋排骨 茭白炒肉 清炒莴笋	苹果	米饭 红烧牛肉 拍拌黄瓜	牛奶
周六	鲜肉馄饨 素包子	苹果	米饭 木耳炒卷心菜 虾仁炖鲤鱼 韭菜炒鸡蛋	酸奶 腰果	家常面 红烧肉 糖醋藕片 海米炝芹菜	牛奶 橘子
周日	绿豆大米粥 肉包子	杏仁	茄丁肉丝面	香蕉 鸡蛋	米饭 黄豆猪蹄汤 苦瓜熘鸡片	牛奶

饮食宜忌速查 🔍

● 保证充足、均衡的营养

在这个月，胎宝宝的生长速度仍旧很快，孕妈妈要多为宝宝补充营养。在保证营养供应的前提下，坚持低盐、低糖、低脂饮食。饮食均衡，多吃一些蔬菜水果，少吃或不吃难以消化或易胀气的食物，如油炸的糯米糕等食物，避免腹胀引发的血液回流不畅，使下肢水肿症状更加严重。

● 胎儿大脑发育加快，每天应吃一掌心的坚果

花生、腰果、核桃、葵花子、开心果、杏仁等坚果类食品，孕妈妈每天可选择其中一种食用。坚果类富含多不饱和脂肪酸、维生素 E 和锌，可促进食欲，帮助排便，对孕期食欲缺乏、便秘都有好处。但是坚果类油性比较大，而孕妇的消化功能相对较弱，过量食用很容易引起消化不良，每天一掌心的量就足够了。

● 宜吃香蕉、牛奶、海鱼等缓解郁闷

孕妈妈要谨防孕期抑郁症，可以吃些让心情愉快的食物，来缓解郁闷情绪。

香蕉含有一种被称为生物碱的物质。它可以振奋精神和提高信心，而且香蕉是色氨酸和维生素 B_6 的来源，这些都可以帮助我们的大脑制造血清素，缓解精神压力。

牛奶向来就有镇静、缓和情绪的作用，尤其对经期女性特别有效，可以帮她们减少紧张、暴躁和焦虑的情绪。而且牛奶中的钙质最容易被人体吸收，是孕妈妈平时补钙的主要食品。

海鱼体内含有一种特殊的 ω-3 脂肪酸，与人体大脑中的"开心激素"有关，吃鱼较多的人，大脑中"开心激素"水平就较高，使人神清气爽，心情开朗。而且海鱼还含有丰富蛋白质和"脑黄金"。

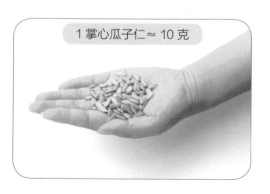

1掌心瓜子仁 ≈ 10 克

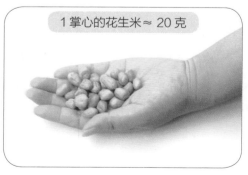

1掌心的花生米 ≈ 20 克

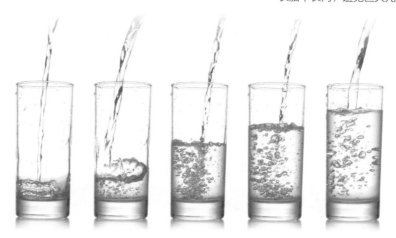

孕妈妈适量补水，可以防止妊娠水肿的发生或者加重。

多吃点护肤祛斑的食物

各类新鲜水果、蔬菜中含有丰富的维生素 C，具有消退色素的作用。如柠檬、猕猴桃、番茄、土豆、圆白菜、冬瓜、丝瓜、黄豆等。

牛奶有改善皮肤细胞活性、延缓皮肤衰老、增强皮肤张力、刺激皮肤新陈代谢、保护皮肤润泽细嫩的作用。

糙米中的维生素 E，能有效抑制过氧化脂质的产生，从而起到干扰黑色素沉淀的作用。适量吃些糙米，补充营养的同时又能预防生成斑点。

孕妈妈体重增长过快或过慢时的饮食策略

如果孕妈妈现在体重增加较快的话，可以用土豆、玉米、山药、南瓜、板栗、莲藕代替米面作为主食。反之，如果孕妈妈的体重增长较慢时，就需要多吃一些米、面、巧克力、甜点、松子、瓜子、肉类等食物。这样粗细搭配调换着来进食，能起到控制热量和脂肪摄入的作用。

宜多吃花生

花生含有蛋白质、钙、磷、铁等。花生中还含有维生素 A、B 族维生素、维生素 E、维生素 K 以及卵磷脂、精氨酸、胆碱和油酸、落花生酸、脂肪酸、棕榈酸等。孕妈妈常吃花生能够预防产后缺乳。可见，花生的营养成分非常丰富而又较全面。

有水肿现象的孕妈妈补水小窍门

孕妈妈每天需要饮水 6~8 杯，有水肿症状的孕妈妈晚上临睡前要少喝一些水。建议容易水肿的孕妈妈每天进食足量的蔬菜、水果，因为它们具有解毒利尿的作用；少吃或不吃如油炸的糯米糕、洋葱、土豆等难消化和易胀气的食物，以免引起腹胀，使血液回流不畅，加重水肿。

● 适当增加膳食纤维的摄入，预防孕妈妈便秘

孕妈妈可在饮食中适量增加富含膳食纤维的食物，能促进肠道蠕动、保护肠道健康、预防便秘。膳食纤维还能帮助孕妈妈控制体重，预防龋齿，预防糖尿病、乳腺病、结肠癌等多种疾病。水果中含有丰富的维生素、膳食纤维等营养物质，孕妈妈每天宜摄入新鲜水果200～400克。

● 吃些苦味食物，降降火

孕妈妈由于经常会担心胎宝宝的健康或遇到烦心的事儿，可能会引起上火，主要表现为牙痛、头痛、便秘、痔疮等。但孕妈妈又不能随便吃药，以免伤害到胎宝宝的健康，所以吃些苦味食物降火是最佳方法。

苦味食物往往含有萜类、苦味肽类、生物碱等苦味素，具有清热去火的作用，适合上火的孕妈妈食用。苦味食物有苦瓜、苦菊、芥蓝等。

● 吃些含硒的食物，维持孕妈妈心脏功能正常

硒是一种微量矿物质，能维持心脏的正常功能。硒可以降低孕妈妈的血压，消除水肿，清除血管中的有害物质，改善血管症状，预防妊娠期高血压疾病。孕妈妈的血硒含量会随着孕期的发展逐渐降低，分娩时降至最低点，有流产、早产等妊娠病史的孕妈妈血硒含量要明显低于无此病史者，可见，孕期补硒有着重要意义。

含硒量丰富的食物有动物肝脏、海产品（如海参、鲜贝、海带、鱿鱼、龙虾、海蜇皮、牡蛎、紫菜等）、猪肉、羊肉、蔬菜（如番茄、南瓜、大蒜、洋葱、大白菜、菠菜、芦笋、西蓝花等）、大米、牛奶和奶制品以及各种菌类。

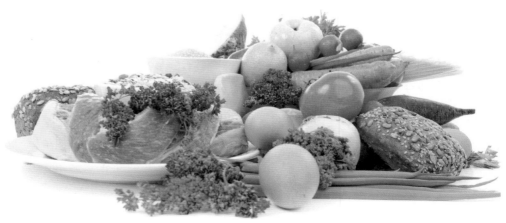

● **不宜多吃动物性脂肪**

动物性脂肪含有大量的饱和脂肪酸，多吃容易引起肥胖，还会影响其他营养素，如维生素、矿物质元素的吸收，不利于孕期健康，所以孕妈妈要适当控制动物性脂肪的摄取。

● **不宜多吃西瓜**

孕妈妈适量吃一些西瓜，可以利尿，但是吃太多则会造成脱水，除此之外，因为西瓜含糖分比较高，还可能造成妊娠糖尿病。所以，孕妈妈可以在饭后吃一两块即可。还需要特别注意的是，如果孕妈妈有胎动不安和胎漏下血的情况，应该禁吃西瓜。

● **不宜摄入过多的糖类**

孕妈妈在孕期要保证糖类的摄入，否则会出现低血糖、头晕、乏力等症，同时也会影响胎宝宝的发育。但是孕妈妈摄入糖类的量也不宜过多，否则会导致体内储存多余的糖分，进而引起血糖升高等症，对孕妈妈和胎儿健康都不利。

● **不宜饮用汽水**

汽水中含有大量的磷酸盐，进入肠道后会与孕妈妈体内的铁元素发生反应，导致铁元素流失，从而造成缺铁性贫血，影响胎宝宝的正常发育。

● **"糖妈妈"不宜一次进食太多或空腹时间太久**

因为"糖妈妈"如果一次进食太多的话，会造成血糖快速上升，容易产生酮体，发生糖尿病酮症酸中毒；但如果经常处于空腹的情况，可能出现低血糖症，所以"糖妈妈"应该多餐少食，保证营养均衡即可。

● **进食坚果不宜过量**

坚果多是种子类食品，有着孕育植物下一代的功能，富含蛋白质、油脂、矿物质和维生素，其营养相对比一般食品全面。孕期适量补充更利于营养均衡、增强体质、预防疾病，但也不宜多吃。坚果类食品油性比较大，而孕妇的消化功能在孕期相对有所减弱，过量食用坚果，很容易引起消化不良。此外，不少干果在加工过程中，经过炒制、腌制等工艺，过量食用易导致上火等。专家提醒，每天食用坚果不宜超过 30 克。

● **饮食不宜太咸**

孕妈妈在孕中期很容易出现孕期水肿，所以，饮食不宜太咸。如果孕妈妈常吃太咸的食物，很可能导致体内钠滞留，引起水肿，影响胎宝宝的正常发育。反之，如果孕妈妈摄入的盐分过少，会影响食欲，进而对胎宝宝的正常发育也是不利的，所以孕妈妈用盐量每天最好少于 6 克。

营养食谱推荐

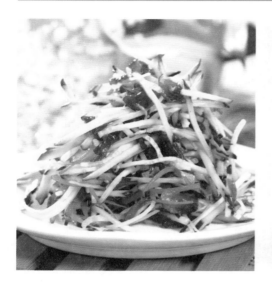

黄瓜海蜇丝
清热解毒

材料 嫩黄瓜1根，海蜇100克，红椒1个。

调料 葱丝、姜丝、盐、醋、味精、香油各适量。

做法

1. 嫩黄瓜洗净切成丝；海蜇泡洗干净切成丝；红椒洗净切成丝。

2. 锅内倒水烧开，放入海蜇丝，用大火快速焯透，捞出沥干水分。

3. 把嫩黄瓜丝、葱丝、姜丝、红椒丝放入小碗中，调入盐、醋、味精、香油拌匀，腌5分钟。

4. 再放入海蜇丝拌匀，盛入盘中，菜就做好了。

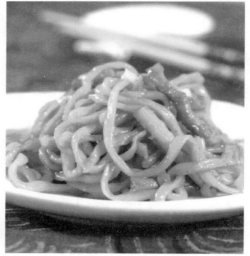

家常面
增强抵抗力

材料 面粉350克，猪瘦肉100克，蒜苗150克。

调料 葱末、植物油、酱油、盐、料酒各适量。

做法

1. 把猪瘦肉洗净，切丝；蒜苗洗净，切小段，备用。

2. 面粉和好，揉透揉匀，做成面条，煮熟过凉水，控净水，在面上洒一些油拌匀备用。

3. 炒锅放植物油烧热，用葱末炝锅，加入猪肉丝炒变色，放蒜苗翻炒，然后加料酒、盐、酱油略炒，再加熟面条，把菜和面翻炒均匀，加少许水，盖上锅盖，略煨一会儿盛出。

蜂蜜番石榴牛奶
促进胎儿骨骼发育

材料　番石榴 200 克，牛奶 150 毫升，
　　　　蜂蜜适量。

做法

1. 番石榴洗净后剖开，挖出中间较软的
   部分和子，果肉切小块。
2. 将番石榴块、牛奶一起放入果汁机中
   搅打均匀，打好后加入蜂蜜调匀即可。

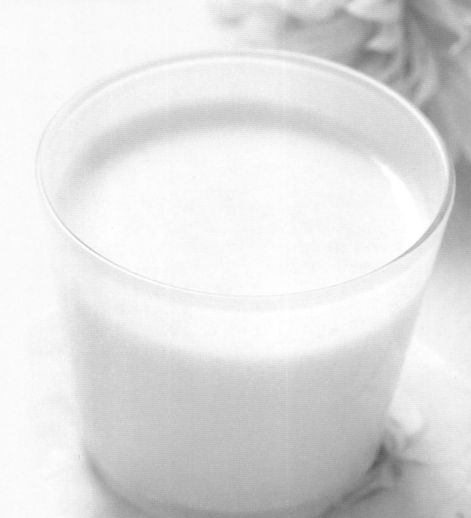

孕期营养 咨询室

孕妈问	李大夫答
孕期需要补充孕妇奶粉吗？	孕妇奶粉强化了孕妈妈所需的各种维生素和矿物质，比如钙、维生素 D 等，可以为孕妈妈和胎宝宝补充较全面的营养，孕妈妈可以适当选用。但是饮食是获取营养的最好途径，孕妈妈仍然要以均衡饮食为根本。孕妈妈如果体重过轻，可以适当补充孕妇奶粉。

孕妈问	李大夫答
隔窗晒太阳能合成维生素 D 吗？	很多孕妈妈在冬天时不愿意出门晒太阳，就选择在阳台上晒，其实这样做是不能帮助身体合成维生素 D 的，因为要让皮肤与紫外线充分接触才能合成维生素 D。隔着玻璃窗晒太阳，玻璃会将紫外线挡在外面，达不到目的。所以还是建议孕妈妈，即使在冬天也要在中午太阳好、比较暖和的时候到户外晒晒太阳。

孕妈问	李大夫答
听说怀孕后体重增加过多会对胎宝宝不利，请问该如何避免这种现象？	怀孕后的体重增长是正常现象。这是因为，随着胎宝宝的不断成长，孕妈妈需要吸收更多的营养来供给胎宝宝，但是孕妈妈的体重不能增长过多，孕中晚期最好一周内体重增长不超过 400 克。如果体重增长过多，最好从饮食方面入手来控制体重，多吃低糖水果、富含膳食纤维的蔬菜及蛋白质含量较高的食物，少吃糖类及脂肪，同时要做到少食多餐。

孕妈问	李大夫答
夏季孕妈妈可以喝绿豆汤解暑吗？	中医认为绿豆属于寒性，担心孕妈妈喝太多的绿豆汤会导致肠胃不适。但到目前为止，这类理论并未被证实。所以孕妈妈可以根据自己的具体情况而定。也就是说，当喝较多绿豆汤有肠胃不舒服症状时，就可以减少摄入量或将绿豆与其他食物搭配一起煮汤喝；如果喝绿豆汤没带来任何不适，则可以按自己喜欢的量来摄入。

孕妈问	李大夫答
孕前低血糖的人是不是就不会得妊娠糖尿病？	其实这类人也有可能得妊娠糖尿病。有些孕妈妈孕前肚子饿时会有头晕眼花、出冷汗、手抖等情况，吃点甜的东西就好了。所以认为自己的身体需要更多的糖分，在怀孕期间不但不控制糖，甚至为了避免低血糖吃更多的甜食。事实上，平时低血糖的人也是血糖功能不良的一种表现，孕期如果体重过度增加、不运动、摄入饮食过量，则糖尿病的可能性更大于平时没有出现过低血糖症状的孕妈妈。

孕妈问	李大夫答
胰岛素治疗妊娠糖尿病安全吗？	胰岛素属于大分子蛋白，不能通过胎盘，所以不会影响胎儿健康。目前国内已经获批使用的胰岛素类似物，其疗效和安全性也在不断提高，例如门冬类胰岛素，不但不会通过胎盘作用于胎儿，而且在有效控制餐后血糖的同时，还能减少重度低血糖的发生，对母婴来说都更安全。"糖妈妈"如果在饮食控制和运动3~5天后血糖仍无法达标，或在饮食控制后出现头晕、恶心、乏力等症状，而增加热量血糖又超标的话，就必须尽早开始胰岛素治疗，并一直持续到分娩。

生长的高峰期

宝宝成长 VS 妈妈的变化

这个月，我已经接近成熟，听觉系统发育完成，我可以完全睁开眼睛了，我已经能够分辨出光亮和黑暗了。我的脚指甲已经完工，眉毛和睫毛也全部长到位了。我的脂肪层继续在增厚，为出生继续在努力着！

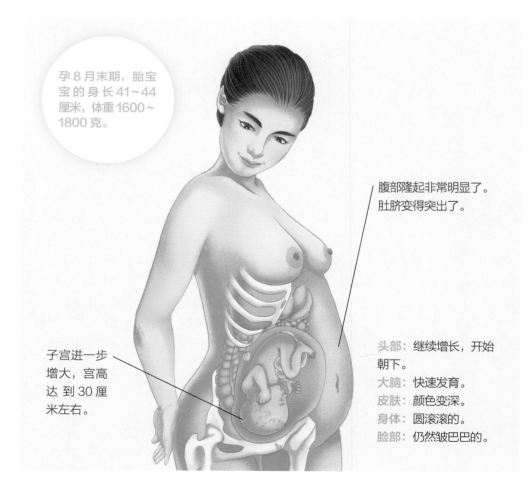

孕 8 月末期，胎宝宝的身长 41~44 厘米，体重 1600~1800 克。

腹部隆起非常明显了。肚脐变得突出了。

子宫进一步增大，宫高达到 30 厘米左右。

头部：继续增长，开始朝下。
大脑：快速发育。
皮肤：颜色变深。
身体：圆滚滚的。
脸部：仍然皱巴巴的。

重点营养

[维生素 B$_2$]

增加铁质吸收，促进细胞分化

功效

1. 关系到胎儿能量的传输及代谢。
2. 有利于胎儿口腔、皮肤、指甲、头发等小器官的生长发育，促使它们的功能更完善。

摄入过多的危害： 摄取过多，可能导致孕妈妈尿液颜色变深。

摄入过少的危害： 摄取过少，可能会影响胎儿皮肤健康，产生口腔炎等症状，还可能导致胎儿出现唇腭裂、肢体缺损等畸形。

每日建议摄取量： 孕期每日 1.7 毫克。

摄取来源： 深绿色蔬菜、酵母、内脏、瘦肉、花生、牛奶等。

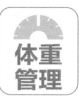

体重管理

孕 29 周 ~ 孕 40 周 增长迅速

胎宝宝： 这段时间是胎宝宝成长最快的时期，也是胎宝宝迅速长大的时期。经过 10 个月的成长，胎宝宝的体长会长为 48~51 厘米，体重达到 2900~3400 克。

孕妈妈： 这一时期孕妈妈即使没有怎么吃东西体重也会迅速增长，胸部和腹部急速增大，从现在起至生产前增加 5~6 千克。

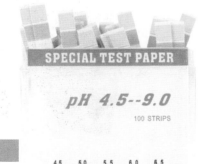

孕妈妈可以将一种特定的化学试纸放入阴道里，如果流在阴道里的羊水使橘黄色的试纸变成深绿色，那么基本就可以判定是羊水流出了。

妇产科小词典

临产征兆

1. 腹痛：初产妇，平均 5 ~ 10 分钟出现一次规则阵痛时，最好到医院检查；经产妇平均 10 分钟出现一次规则阵痛，即表示进入产程，需要及时就医。

2. 羊水：无论是否足月，一旦破水，立即就医。足月破水，可直接准备生产。

3. 见红：有些孕妈妈会先见红，有痛感但不明显，这表示子宫颈开始张开，可能要进入生产的准备阶段，需要及时就医检查，是否需要住院待产。

营养需求
糖类、优质脂肪及钙

饮食上应该以摄取蛋白质、无机盐和维生素为主，特别需要摄取一定量的钙，如豆腐、豆浆、海带、紫菜、坚果等。

本月，胎宝宝的发育速度达到最高峰，身体对各种营养素的需求都非常大。此时，胎宝宝开始在肝脏和皮下储存糖原及脂肪，如果摄取不足，母体消耗的脂肪和蛋白质会优先供给胎儿，易造成母体蛋白质缺乏或出现酮体。因此，需要补充糖类和脂肪。

饮食原则
预防消化不良，稳定体重

少食多餐：由于胎宝宝长大，压迫到胃部，使孕妈妈胃容量相对变小，常有胃部不适或饱胀感，消化功能减弱，所以孕晚期除正餐外，孕妈妈要添加零食和夜宵，如牛奶、饼干、核桃仁、水果等，夜宵应该选择容易消化的食物，避免体重增长过快。孕晚期每周的体重增加 300 克左右即可，不宜超过 500 克。

不宜多吃坚果：孕晚期孕妈妈的消化功能比较弱，而大多数坚果油性比较大，过量食用坚果可能造成孕妈妈消化不良。

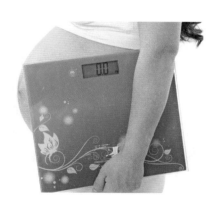

孕妈妈应该控制饮食，
稳定体重。

宝宝发育与核心营养素

妊娠周数 第 29 周 ~ 第 32 周	胎儿器官系统发育	需重点补充的营养素	食物来源
	孕妈妈应该控制饮食，稳定体重	蛋白质、脂肪、糖类、B 族维生素	蛋、肉、鱼、牛奶、糙米

孕妈妈一周科学食谱推荐

	早餐	加餐	午餐	加餐	晚餐	加餐
周一	玉米面发糕 牛奶 鸡蛋	饼干	培根黑木耳蛋炒饭 青椒肉丝 拌莴苣丝	柚子	花卷 小米蒸排骨 白萝卜丝汤	牛奶
周二	全麦面包 豆浆 凉拌腐竹	鸡蛋	三鲜馄饨 松仁玉米熘肝尖	猕猴桃	米饭 胡萝卜肉丝汤 糖醋带鱼	酸奶
周三	黑豆紫米粥 鸡蛋 小笼包 肉末黄豆芽	苹果 酸奶	银耳百合雪梨汤 蒜蓉开边虾 芹菜炒肉丝 米饭	酸奶 橘子	花生炒双素 麻婆豆腐 萝卜牛腩汤 面条	牛奶 饼干
周四	小米粥 鸡蛋	菠萝酸奶汁	米饭 韭菜炒虾仁 土豆炖牛肉 凉拌苦瓜	苹果	米饭 豆腐干炒芹菜 排骨烧油菜 蛋花汤	牛奶
周五	南瓜粥 煎饺	苹果	米饭 蘑菇炖豆腐 糖醋排骨 雪菜笋片汤	黑芝麻糊	米饭 番茄炒鸡蛋 鱿鱼炒茼蒿 丝瓜汤	牛奶
周六	碎菜虾蓉粥 豆腐馅饼	葡萄	青菜肉丝面 凉拌腐竹	香蕉	米饭 咖喱牛肉 蒜蓉生菜 猪骨萝卜汤	牛奶
周日	牡蛎粥 三鲜包	火龙果	米饭 鱼香肝片 洋葱炒鸡蛋 清炒四季豆	藕粉	猪排青菜面 凉拌土豆丝	牛奶

饮食宜忌速查 🔍

● 适当吃一些粗粮

生活越来越富裕，不少孕妈妈一味追求吃得多，吃得精细，食物专挑高级的、贵的来吃，殊不知这样反而会忽略食物的合理搭配。粗粮含丰富维生素、矿物质、蛋白质等，其中不可溶性纤维素，有利于保障消化系统正常运转。它与可溶性纤维协同工作，可降低血液中低密度胆固醇和三酰甘油的浓度；增加食物在胃里的停留时间，延迟饭后葡萄糖吸收的速度，降低高血压、糖尿病的发病概率。孕妈妈可以适当吃些玉米、小米、高粱、荞麦、绿豆等。

● 多吃鱼可预防早产

医学研究认为，孕妈妈吃鱼越多，生足月宝宝的可能性就越大，出生时的婴儿也会较一般婴儿更健康、更聪明。调查还发现，每周吃一次鱼，能降低孕妈妈早产的可能性。鱼肉之所以如此具有"神效"，是因为其中富含 ω-3 脂肪酸，这种物质能保护胎儿、防止早产，也能有效增加婴儿出生时的体重。

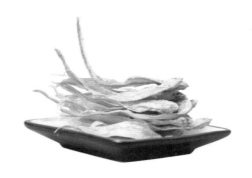

● 宜适当吃猪血

猪血被称为"养血之玉"，其味咸性平，具有理血祛瘀、解毒清肠等功效。猪血含有蛋白质、脂肪、糖类、维生素、钾、钙、磷、铁、锌、钴等。特别是含铁丰富，而且以血红素铁的形式存在。铁是造血所必需的重要物质，孕妈妈膳食中要常有猪血，既防治缺铁性贫血，又增补营养，对身体大有裨益。

● 补充亚油酸，促进胎宝宝大脑的发育

亚油酸是油脂成分中的一种，它是一种不饱和脂肪酸。不饱和脂肪酸是人体新陈代谢不可缺少的成分，而作为这种成分的代表亚油酸，是公认的必需脂肪酸，是构成人体细胞膜和皮肤的重要组成成分之一。亚油酸还是大脑和神经发育的必需营养素，对胎宝宝的大脑发育极为重要。

这段时间是胎宝宝大脑发育的高峰期，大脑细胞迅速增殖分化，因此需要丰富的亚油酸才能满足大脑发育所需。如果缺少亚油酸，胎宝宝的大脑发育会受影响。建议孕妈妈每天摄入 3 克为宜。

富含亚油酸的食物来源有芝麻、黄豆、花生、葵花子、玉米、核桃等。

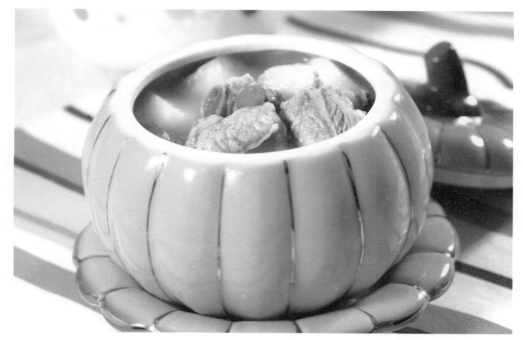

孕妈妈多食用冬瓜类汤，可以缓解孕期水肿。

● 孕妈妈吃这些能对抗孕晚期水肿

　　孕妈妈在怀孕的中晚期经常会发生水肿，这会加重怀孕的辛苦，还容易发生妊娠高血压综合征。

　　为了对抗水肿，需要限制饮食中的盐分。那么，如何在缺少盐分的情况下烹制出美味呢？可以借助甜味和酸味来调节食物的味道，或是充分发挥食材本身的鲜香。如番茄山楂炖牛肉，山楂和番茄中含有有机酸，不仅能调剂低盐对食物口味的影响，还能让纤维粗大的牛肉变得软烂易熟。孕妈妈每餐进食 1 克盐，全天不超过 3 克，就能满足孕妈妈水肿对低盐饮食的要求。

　　醋烹翅中，醋烹的方法能让餐桌上荡漾着诱人的醋香，能弥补食物的味道，这种烹饪方法也同样适用于其他食材的烹制。

　　酸辣冬瓜汤。夏天孕妈妈食欲会比较差，低盐酸辣冬瓜汤兼有消暑开胃、补水利水的功效，孕妈妈不妨多食。

● 适当多吃一些紫色食物，促进孕妈妈体内水代谢平衡

颜色越深的蔬菜营养价值越高，蔬菜营养的由高到低遵循着由深到浅的规律：黑色、紫色、绿色、红色、黄色、白色。紫色蔬菜中含有最特别的一种物质——花青素。对于孕妈妈来说，花青素是防衰老的好帮手，其良好的抗氧化能力，还能帮助清除自由基，促进孕妈妈体内水平衡、氧化与抗氧化平衡等。常见紫色蔬菜有蓝莓、紫茄子、紫洋葱、紫玉米、紫芦笋、紫山药、紫秋葵、紫菊苣、紫扁豆、紫甘蓝等等。

● 补充铜元素能预防早产

铜在孕妈妈体内发挥着重要作用。如果摄入不足，就会影响胎宝宝的正常发育。孕晚期如果缺铜，则会使胎膜的弹性降低，容易造成胎膜早破而早产。补充铜质的最好办法是食补，含铜丰富的食物有口蘑、海米、榛子、松子、花生、芝麻酱、核桃、猪肝、黄豆及豆制品等，孕妈妈可选择食用。

李宁告诉你

生活中这样预防早产

1. 保证充足的休息和睡眠，放松心情，减少压力。

2. 进行适当的运动，但不要进行剧烈的运动。孕期从事剧烈的运动会造成子宫收缩，身体状态不佳时，要适当地休息。

3. 均匀摄入营养丰富的食物，不吃过咸的食物，以免导致妊娠期高血压疾病。

4. 不要从事会挤压到腹部的劳动，不要提重物。

5. 经常清洁外阴，防止阴道感染。怀孕晚期绝对禁止性生活。

6. 一旦出现早产迹象，应马上卧床休息，并且取左侧位，以增加子宫胎盘的供血量。

7. 睡前吃些点心，防止半夜饿醒，同时最好喝一杯牛奶，牛奶有利于睡眠。

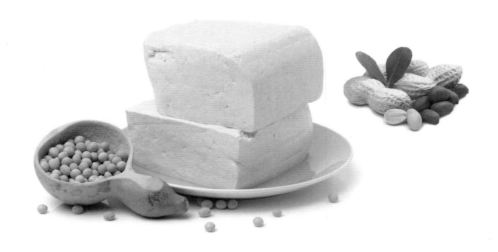

● 不宜营养过剩

孕 8 月，胎儿开始在肝脏和皮下储存糖原及脂肪，应保证热量的供给，因此需要大量葡萄糖供胎儿迅速生长和体内糖原、脂肪储存。但是孕妈妈在饮食上不可无节制，应该把体重的增加限制在每周 350 克以下，否则易导致葡萄糖耐受异常、糖代谢紊乱等，引起妊娠糖尿病。

● 不宜大量进补

孕晚期不宜大量进补，否则容易导致孕妈妈的过度肥胖和巨大儿的发生。孕妈妈在怀孕期间的体重增加 9~15 千克为正常，如果体重超标，容易引发妊娠期糖尿病。新生婴儿的体重也并不是越重越好，一般来说，2.5~4 千克是最标准的体重。2.5 千克是下限，超过 4 千克是巨大儿。巨大儿出生时，孕妈妈的产道容易损伤，产后出血概率也比较高。此外，巨大儿产后对营养的需求量大，但自身摄入有限，所以更容易生病。

● 摄取脂肪不是多多益善

孕妈妈的身体需要脂肪，既为了支持体力，又是胎儿的大脑和神经系统发育不可或缺的，但是摄入脂肪并不是多多益善，并且脂肪也有好坏之分。比如深海鱼类、坚果、橄榄油等所含的脂肪就属于好脂肪，肉类脂肪也可为人体提供部分人体所需的脂肪。而一些加工食品中所含的脂肪则多为坏脂肪。

● 进食速度不宜过快

孕妈妈进食时要细嚼慢咽，这样可使消化液分泌增多，促进消化，如果吃得过快，食物咀嚼不精细，会影响食物的消化与吸收，并且还会增加胃的负担或损伤胃黏膜，易引发肠胃病。

● 不宜吃过敏食物

怀孕后，肠屏障保护功能降低，使过敏原更容易通过，而胎儿免疫系统刚开始发育，因此，如果尽量避免接触到过敏原，宝宝不过敏的机会更大一些。过敏体质的孕妈妈会对某些食物过敏，因此对于花生、鱼、虾、蟹、贝类容易引起过敏的食物要避免接触，以防过敏。

● 不要盲目滥补维生素

孕妈妈怀孕后适当补充某些维生素会有利于胎儿的生长发育，但是千万不可滥补。滥补会造成严重不良后果。大量服用维生素 A，容易造成宝宝唇裂、腭裂和耳、眼部及泌尿道缺陷；过量服用维生素 D 则可引起胎儿高钙血症；过量或长期服用维生素 B_6，胎儿就容易对它产生依赖，出生后易兴奋、哭闹不安、易受惊、眼球震颤、反复惊厥；过量摄入维生素 C 则会影响胚胎发育；过量服用维生素 E 可造成新生儿腹痛、腹泻和乏力。

营养食谱推荐

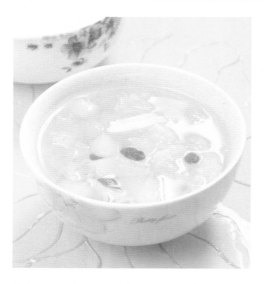

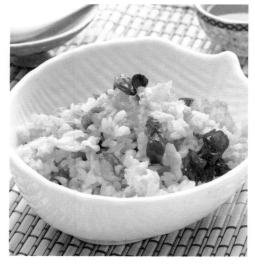

银耳百合雪梨汤
益气清肠

材料 雪梨 2 个，水发银耳 100 克，干百合 10 克，枸杞 10 克。

调料 冰糖适量。

做法

1. 雪梨用清水洗净，削去皮，去核，切成四方块；干百合洗净用水泡软；枸杞洗净备用；银耳先用温水浸泡涨发，然后洗净撕成小朵。

2. 锅置火上，将撕好的银耳放进锅内，加入 1000 毫升清水，大火烧开，然后改小火炖煮至银耳软烂时，再放入百合、枸杞、冰糖和雪梨块，加盖继续用小火慢炖，直到梨块软烂关火即可。

培根黑木耳蛋炒饭
减轻焦虑，均衡营养

材料 米饭 200 克，培根 100 克，水发黑木耳 30 克，鸡蛋 1 个。

调料 葱花、姜末、酱油、盐、植物油各适量。

做法

1. 木耳切丝；培根洗净，切丝；鸡蛋磕入碗中，打散。

2. 将锅置火上，倒植物油烧热，将鸡蛋炒成块状，盛出。

3. 锅内倒上植物油烧热，放入葱花、姜末、培根丝爆炒，加入木耳丝翻炒，加入酱油、盐，放入米饭、鸡蛋块翻炒均匀即可。

菠萝酸奶汁
促进胃肠消化

材料　菠萝 150 克，酸奶 200 毫升，柠檬 30 克。

调料　盐少许，蜂蜜适量。

做法

1. 菠萝去皮，切小块，入盐浸泡 15 分钟；柠檬去皮、子，切块。

2. 将水果和蜂蜜一起倒入全自动豆浆机中，按下"果蔬汁"键，搅打均匀后倒入杯中加入酸奶即可。

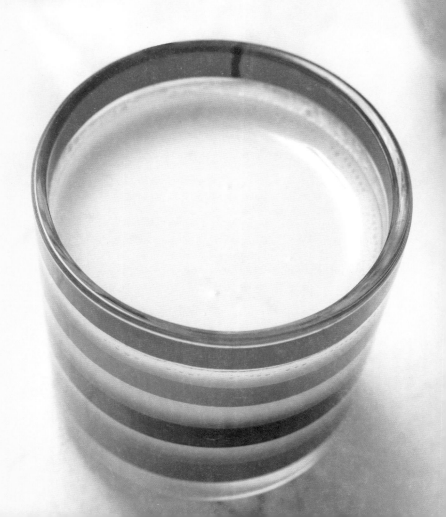

孕期营养咨询室

孕妈问

是不是多吃水果对宝宝皮肤好？

李大夫答

水果里面富含维生素 C 等多种维生素和钾等矿物质以及 β 胡萝卜素等抗氧化成分，对于胎宝宝成长发育十分重要，但并不是吃得越多越好。一般孕晚期每天吃 200~350 克是可以的，如果吃得太多，水果中的糖分会转化成脂肪储存在体内，容易导致体重超标。另外，水果不能代替蔬菜，虽然二者的营养成分接近，但各有侧重，比如蔬菜可以提供更多的膳食纤维和矿物质，因此蔬菜和水果是每天都必须摄取的，足量即可，不宜过量。

孕妈问

吃什么能让宝宝的头发又黑又好？

李大夫答

孕期经常吃一些富含钙、钾、磷、硒等矿物质和 B 族维生素的坚果，可以促进宝宝的头发生长，比如核桃、花生、腰果、松子、黑芝麻等，但是这些食物油脂含量较多，多吃容易发胖，每天 10~20 克即可，如果吃得多了一点儿，就要减少其他食物的摄入，以免总热量超标，引起肥胖。

孕妈问

是不是肥胖的孕妈妈生的孩子，将来也容易肥胖？

李大夫答

孕期营养对胎宝宝的营养非常重要，一般孕期突然增重太多导致孕期肥胖的孕妈妈容易生出巨大儿，孩子将来发生肥胖的概率也会高，所以孕妈妈在孕期要保持适宜的体重增长，不要过度。

孕妈问

吃完饭总觉得胃部有烧灼感，晚上症状还会加重，如何缓解？

李大夫答

1. 日常饮食一定要少食多餐，平时随身带些有营养且好消化的小零食，如坚果、酸奶等，饿了就吃一些，不求吃饱，不饿就行。

2. 避免饱食，少食高脂肪食物和油腻的食物，吃东西的时候要细嚼慢咽，否则会加重肠胃负担；临睡前可以喝一杯热牛奶。

3. 多喝水，补充水分的同时还可稀释胃液。摄入碱性食物，如馒头干、烤馍等，可以中和胃酸，缓解症状。

孕妈问

每天多吃几个鸡蛋可以吗？

李大夫答

鸡蛋可以提供优质蛋白质，蛋黄里还含有卵磷脂、磷、铁、脂溶性维生素等，能促进胎宝宝的生长发育，还能补铁，但是吃鸡蛋也不是越多越好，每天 1~2 个就够了。蛋黄里胆固醇含量比较高，吃太多不易消化，还容易增加体重，影响血管健康，尤其是体重已经超标的孕妈妈不要过量食用。

孕妈问

哪些食物可能引起早产？

李大夫答

关于食物引发早产方面虽然存在各种说法，但到目前为止并没有确凿的证据证明我们日常的食物在正常的摄入量下会造成早产。这些说法有些属于民间不太科学的看法或认识，有些则属于推测。比如某某食物中含有能促进宫缩的物质，所以吃了这种食物就可能引起早产。其实，即使有些食物存在上述物质，在我们正常的摄入量条件下也不足以造成这种后果。所以建议大家用科学的眼光来看待自然的食物。选择多样化的饮食，保证正常的摄入量，就能保障妈妈和宝宝的健康。

变得红润了

宝宝成长 VS 妈妈的变化

这个月，我的主要精力都用在快速增重上，直到出生。随着我的成长，我与妈妈之间的物质交换越来越频繁，通过胎盘我和妈妈之间的血液循环也越来越快，我变得红润起来，看上去比以前更漂亮了。这个月妈妈似乎更忙了，她几乎把所有的时间都用在准备分娩上，堪称名副其实的"分娩月"。

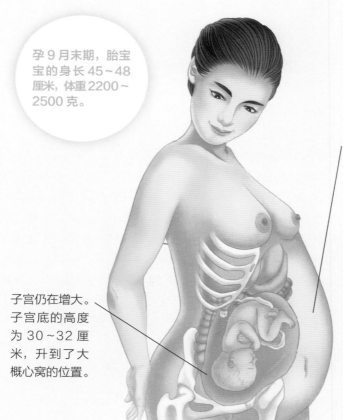

孕 9 月末期，胎宝宝的身长 45~48 厘米，体重 2200~2500 克。

肚脐变得大而突出。

子宫仍在增大。子宫底的高度为 30~32 厘米，升到了大概心窝的位置。

头部和四肢：能在孕妈妈腹部凸显出来。
脂肪：皮下脂肪增多，胖乎乎的十分逗人。
胎毛：慢慢消退。
皮肤：粉粉的，有光泽。
指甲：已经长到了手指和脚趾的顶端。
羊水：胎宝宝喝羊水，也在羊水中排泄尿液。

重点营养

［ 维生素 A ］
促进胎宝宝视力发育

功效

1. 促进胎宝宝视力正常发育，维持皮肤黏膜的完整性。
2. 有助于骨骼生长，促使胎儿牙齿分布均匀整齐。

摄入过多的危害： 摄取过多，有造成胎宝宝先天性缺陷的可能。

摄入过少的危害： 摄取过少，可能影响胎宝宝视力，出现夜盲症或皮肤病变。

每日建议摄取量： 初期每天 800 微克，中、后期则需增加到 900 微克。

摄取来源： 奶酪、番茄、胡萝卜、南瓜、菠菜、蛋黄、肝脏等。

摄取方式： 搭配脂肪，吸收最好。

摄取注意事项： 维生素 A 可以从日常饮食中获得。但要注意，动物肝脏虽然含有维生素 A，但是胆固醇含量也非常高，所以建议适量摄取。

妇产科小词典

小腿抽筋该怎么办

原因： 孕妈妈抽筋大多是因为缺钙所致。尤其在孕中、晚期，孕妈妈的钙需求量明显增加，一方面母体的钙储备需求增加，另一方面胎宝宝的牙齿、骨骼钙化加速，都需要大量的钙。当孕妈妈钙摄入量不足时，胎宝宝就会摄取母体骨骼中的钙，导致孕妈妈发生抽筋、腰酸背痛等，甚至会导致佝偻病。另外，妊娠期腹内压力的增加，会使血液循环不畅，也易造成腿抽筋。

缓解方法： 多进行户外运动；多摄取钙质丰富的食物；睡觉时注意下肢保暖；舒适腿部；泡脚和热敷。

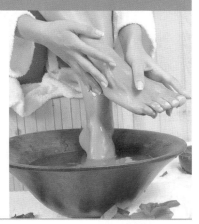

孕妈妈在泡脚的时候，不能进行脚底按摩，否则会导致腹部不适，甚至出现流产。

营养需求
继续补钙、补铁

多吃富含钙的食物，如豆制品、奶制品等。

多吃富含铁的食物，如动物肝脏、绿叶蔬菜等。

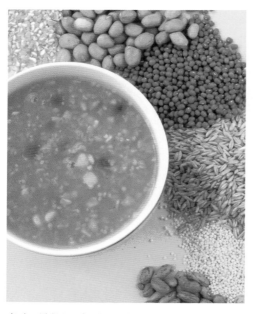

多吃豆制品，有利于孕妈妈补充钙质。

饮食原则
多摄取膳食纤维

多吃富含膳食纤维的食物：如芹菜、苹果、桃子、全谷类及其制品，如燕麦、糙米、玉米等，以此来缓解便秘。

不宜大量饮水：因为孕妈妈的胃部空间有限，如果一次性喝水过多，会影响孕妈妈的饮食。

不要盲目地减肥：很多孕妈妈这时发现体重严重超标，而采取节食的方法减肥，这不利于胎宝宝营养的摄取，应该根据自身的情况，制订合理的食谱。

宝宝发育与核心营养素

妊娠周数	胎儿器官系统发育	需重点补充的营养素	食物来源
第33周 ~ 第36周	各组织器官发育接近成熟，长出一头胎发	蛋白质、脂肪、糖类	蛋、肉、鱼、牛奶、土豆、玉米

孕妈妈一周科学食谱推荐

	早餐	加餐	午餐	加餐	晚餐	加餐
周一	豆浆 鸡蛋 面条 香菇油菜	香蕉	海带排骨汤 菠菜炒猪肝 米饭	酸奶 饼干	肉片炒芹菜 口蘑鸡片 红枣枸杞粥	牛奶
周二	牛奶 凉拌藕片 麻酱花卷	鸡蛋	鸡丝面 黄花菜炒鸡蛋 凉拌豌豆苗	饼干	米饭 红烧牛肉 蓝莓山药 小白菜粉丝汤	猕猴桃
周三	紫薯粥 鸡蛋 香菇油菜	牛奶 坚果 橙子	米饭 香菜牛肉末 凉拌金针菇 熘肝片 红小豆鲤鱼汤	酸奶 莲子羹	扬州炒饭 清炒莜麦菜 木耳海参虾仁汤	奶酪面包 香蕉
周四	红薯饭 豆腐馅饼 凉拌黄瓜	蒸蛋羹	米饭 萝卜炖牛肉 海米炒洋葱 清炒莜麦菜	苹果	米饭 白斩鸡 蒜蓉西蓝花 海带汤	牛奶
周五	花生米粥 肉包	苹果	米饭 干切牛肉 红烧豆腐 拌番茄	黑芝麻糊	米饭 竹笋炒腰花 醋熘白菜 青菜汤	牛奶
周六	牛奶 春卷	花生	饺子 番茄蛋汤	苹果	米饭 青椒炒猪心 白菜心拌豆腐 羊肉冬瓜汤	牛奶
周日	馄饨 鸡蛋	饼干	米饭 萝卜炖牛腩 清炒圆白菜 紫菜蛋花汤	梨	米饭 素炒荷兰豆 家常豆腐 冬瓜羊肉	牛奶

饮食宜忌速查

● 饮食要以量少、丰富、多样为主

在孕晚期，饮食要以量少、丰富、多样为主，采取少食多餐的方式进餐，要适当控制进食的数量，特别是高蛋白、高脂肪食物，如果此时不加限制，过多地吃这类食品，会使胎儿生长过大，给分娩带来一定困难。

● 多吃补血的蔬菜、水果

南瓜： 含有钴、铁和锌。钴缺乏也是贫血的原因之一，锌能直接影响成熟红细胞的功能，铁是制造血红蛋白的基本微量元素。

红枣： 富含维生素、果糖和各种氨基酸。中医理论认为红枣有生血、养血的功效。

绿叶蔬菜： 含铁量一般相对较高。

葡萄： 性平、味甘酸，有补气血、强筋骨的功效。

● 多吃高锌食物有助于分娩

国外有研究表明，分娩方式与怀孕后期饮食中锌的含量有关。即孕后期每天摄入锌越多，自然分娩的机会就越大。锌能增强子宫有关酶的活性，促进子宫肌肉收缩，使胎宝宝顺利分娩出子宫腔。如果缺锌，子宫肌收缩力弱，无法自行驱出胎宝宝，需要借助如产钳、吸引器等外力才能娩出，增加分娩的痛苦，还有导致产后出血过多及其他妇科疾病的可能，严重影响母婴健康。在孕期，孕妈妈需要多吃一些富含锌元素的食物，如猪肾、瘦肉、海鱼、紫菜、牡蛎、蛤蜊、黄豆、绿豆、核桃、花生、栗子等。特别是牡蛎，含锌量最高，可以多食。

● 补铁很关键

孕9月胎宝宝的肝脏每天以5毫克的速度储存铁。如果此时铁摄入量不足，容易影响胎宝宝体内铁的储存，出生后容易患缺铁性贫血。因此，孕妈妈要多食用动物肝脏、动物血、红色瘦肉等来补充铁质。

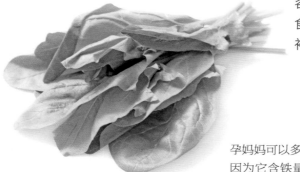

孕妈妈可以多食用绿叶蔬菜，因为它含铁量较高，能有效预防孕期贫血。

● 可以适量吃些玉米

　　鲜玉米很适合孕晚期的妈妈食用，因为鲜玉米是低热高营养的食物，每100 克含热量 106 千卡，而粗纤维却比精米、精面要高 4~10 倍。此外，鲜玉米中还含有大量镁，能加强肠壁蠕动，促进体内废物的排泄，有较好的利尿、降脂、降血压、降糖的作用。

● 每天 5 份果蔬

　　专家建议，孕妈妈最好每天吃 5 份水果和蔬菜：3 份黄色水果蔬菜和绿叶菜、2 份其他种类的水果和蔬菜。如果常见的果蔬吃腻了，可以尝试一下新鲜的果蔬。现在可供选择的食物非常多，不妨试试西葫芦、红薯、山药、杞果、香蕉、南瓜、番木瓜等。

● 不要单一吃红薯

　　红薯是健康食品，但不可单一吃红薯。因为红薯含有一种氧化酶，这种酶容易在人的胃肠道里产生大量二氧化碳气体，如红薯吃得过多，会使人腹胀、呃逆、放屁。红薯的含糖量较高，吃多了可刺激胃酸大量分泌，使人感到"胃灼热"。另外，红薯缺少蛋白质和脂质，吃红薯时最好搭配一点儿主食或蔬菜、水果及富含蛋白质的食物一起吃，可有效抑制胃酸，营养也更全面。

● 选营养密度高的食物

　　营养密度是指单位热量的食物所含某种营养素的浓度，也就是说一口咬下去，能获得更多有益成分的，就是营养密度高的食物；相反，一口咬下去，吃到的是较高的热量、较多的油脂，就是营养密度低的。

> **营养密度低的食物**
> **往往会招致肥胖、"三高"、癌症等慢性病**
>
> - **高糖、高添加剂食物：**方便面、起酥面包、蛋黄派、油条等。
> - **高盐食物：**咸菜、榨菜、腐乳等。
> - **高脂肪食物：**肥肉、猪皮、猪油、奶油、棕榈油、鱼子等，以及炸鸡翅、炸薯条、油条等油炸食物。
> - **饮料：**碳酸饮料、高糖饮料。

> **营养密度高的食物**
> **增强人抵御疾病的能力**
>
> - 新鲜蔬菜
> - 新鲜水果
> - 粗粮
> - 鱼虾类
> - 瘦肉、去皮禽肉
> - 奶及奶制品
> - 豆及豆制品

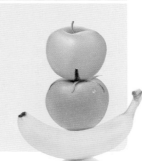

● 吃些缓解产前焦虑的食物

到了这个月，很多孕妈妈都会产生产前焦虑现象，这不仅影响孕妈妈和胎宝宝的健康，而且不利于分娩。孕妈妈可以从吃的方面入手，来缓解产前焦虑。建议孕妈妈多吃下面的四类食物。

富含维生素 C 的食物

维生素 C 有消除紧张、安神、静心等作用，所以孕妈妈可以多吃富含维生素 C 的食物，如新鲜的蔬菜和水果。

富含 B 族维生素的食物

B 族维生素是构成脑神经传导物质的重要物质，能减少情绪的波动，缓解产前焦虑的情绪。所以，孕妈妈可适当多食，如鸡蛋、深绿色蔬菜、谷类、南瓜子、芝麻等。

缓解焦虑的食物

富含钾离子的食物

钾离子具有舒缓情绪、稳定血压的作用，孕妈妈产前可以吃些富含钾离子的食物，如香蕉、瘦肉、坚果等。

深海鱼

深海鱼含有大量 ω-3 脂肪酸，能促进血清素的分泌，从而缓解产前焦虑情绪，孕妈妈可以多吃些深海鱼，如鲑鱼等。

● 粗细搭配，经常吃薯类，补充膳食纤维

饮食上不要吃得过于精细，这不仅是肠道健康的要求，也是身体健康的要求。粗细粮搭配吃，其实并不难，不需要将细粮全部换成粗粮，只要让粗粮的量占到主食总量的 1/3 就行。比如煲一锅杂粮粥，大米中加上点小米、豆子；做面食的时候，在精面粉里掺点全麦粉。红薯、芋头、土豆等食物可偶尔作为主食食用，直接蒸着吃、煮着吃或者做成粥都行。

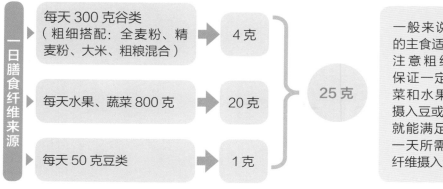

一日膳食纤维来源

每天 300 克谷类（粗细搭配：全麦粉、精麦粉、大米、粗粮混合）→ 4 克

每天水果、蔬菜 800 克 → 20 克

每天 50 克豆类 → 1 克

25 克

一般来说，每天的主食适量摄入，注意粗细搭配，保证一定量的蔬菜和水果，适量摄入豆或豆制品，就能满足孕妈妈一天所需的膳食纤维摄入量

● **不宜大量饮水**

孕晚期，容易出现血压升高、妊娠水肿。饮食的调味宜清淡些，少吃过咸的食物，不宜大量饮水。每天保证 1500 毫升左右的摄入量即可。

● **不宜多吃果脯**

果脯蜜饯中含有大量糖分，常吃或者吃太多不仅容易影响钙、锌等营养素的吸收，还会引发血糖升高。

● **不宜吃烧烤食物**

吃烧烤时，最大的食物中毒危险来自于生的和没烤熟的肉，因为没有烤熟的肉中可能寄生有大肠杆菌、沙门氏菌以及弯曲杆菌。怀孕时，孕妈妈的身体免疫系统功能相对较弱，更容易被所有可能导致食物中毒的细菌所感染，也更容易患病。

● **不宜忽视食品的保质期**

怀孕前去超市里，可能想吃什么就买什么，现在在购买前需要仔细看说明书再选购。当然，生产日期和保质期也是需要看清楚的。

● **谨慎食用荔枝**

从中医角度来说，怀孕之后，体质偏热，阴血往往会不足。而荔枝属于热性水果，如果吃得过多，会产生便秘、口舌生疮等上火症状。尤其是有早产先兆的孕妈妈更须谨慎食用。

● **不宜多喝糯米甜酒**

糯米甜酒和酒一样，都含有酒精成分，只不过糯米甜酒的酒精浓度比较低。

但是就算酒精浓度很低，仍可以通过胎盘进入胎儿的体内，影响胎宝宝的健康。

● **孕晚期孕妈妈不宜过胖**

孕晚期的孕妈妈每天的主食摄入 250~300 克即可，荤菜也可适当增加到 100 克左右，但是要严格控制摄取油、糖、盐等，避免摄入过多造成肥胖，进而引起妊娠期的糖尿病、高血压等。

● **不宜过多吃柑橘**

柑橘性温味甘，补阳益气，过多食用不仅不能助益身体，反而会造成上火、口腔疾病等。所以建议孕妈妈每天吃柑橘不要超过 3 个，总重量不宜超过 250 克。

李宁告诉你

必要时可以夜间加餐

胎宝宝在不停生长着，很多孕妈妈有半夜被饿醒的经历，这是胎宝宝在向你讨吃的呢。这时候可以喝点粥，吃 2 片饼干，喝 1 杯奶，或者吃 2 片豆腐干，2 片牛肉，漱漱口，再接着睡觉。

营养食谱推荐

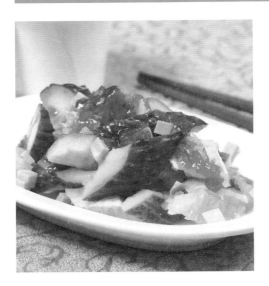

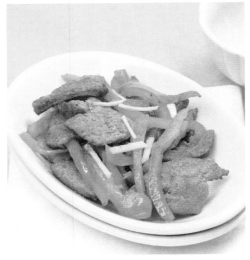

凉拌黄瓜
清热解渴

材料 黄瓜1根，小火腿2根。

调料 盐、鸡精、醋、香辣豆瓣酱、香油各适量。

做法

1. 将黄瓜洗净，切去两头，用刀拍散，切成段，放入盘中。

2. 小火腿去皮，切成小片，放入盘中。

3. 加入盐、鸡精、香辣豆瓣酱、醋、香油拌匀即可。

熘肝片
补充维生素 K

材料 新鲜猪肝250克，尖椒150克。

调料 料酒、酱油、水淀粉、葱末、姜丝、蒜末、醋、胡椒粉、盐、鸡精、植物油各适量。

做法

1. 尖椒洗净，去蒂及子，切片；猪肝洗净，切片，用盐、料酒、部分水淀粉拌匀上浆待用。

2. 料酒、酱油、醋、盐、鸡精、胡椒粉、水淀粉加入适量清水调成调味汁。

3. 炒锅置火上，倒植物油烧热，放入猪肝、尖椒炒散，捞出。

4. 锅留底油，倒入葱末、姜丝、蒜末爆香，然后将猪肝、尖椒一起倒入锅内，放入调好的调味汁，炒熟即可。

花生米粥

健脑、补血

材料 花生米、大米各 100 克。

材料 冰糖适量。

做法

1. 花生米洗净，用水浸泡 5~6 小时，洗净。

2. 锅置火上，放入适量清水和大米，用大火烧沸，加入花生米，转用小火煮至粥稠，加适量冰糖调味即可。

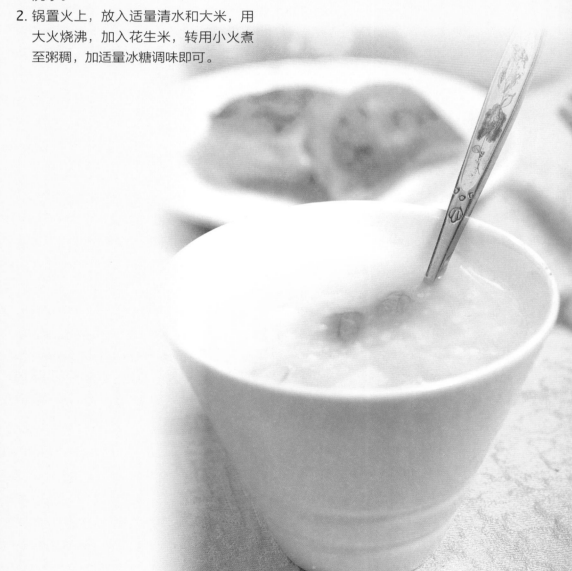

孕期营养 咨询室

孕妈问

为什么孕晚期更要注意控制体重？

李大夫答

孕晚期的胎宝宝生长很快，胎宝宝所需的营养都是从妈妈体内获取的，如果孕妈妈进食过多，容易导致营养过剩，使自己超重，引发妊娠高血压、妊娠糖尿病等并发症，还容易造成巨大儿和分娩困难，增加剖宫产的概率。并且肥胖孕妈妈生下的宝宝将来肥胖的概率也相对较高，所以越是到孕晚期，越要注意饮食，多吃富含优质蛋白质、维生素的低脂肉类、蔬菜，增加豆类、粗粮等的摄取，控制糖分和盐分。

孕妈问

孕晚期能吃西瓜吗？

李大夫答

孕晚期，孕妈妈常会发生程度不同的水肿和血压升高，西瓜中含有胡萝卜素、维生素C、铁等营养素，吃些西瓜有助于排尿消肿、降血压。但是孕妈妈吃西瓜要适量，因为西瓜含有较多糖分，吃多了会引起血糖波动。另外，不能吃太凉的冰镇西瓜，否则可能会引发腹泻、宫缩等症状，严重的可能引起早产。

孕妈问

胎儿宫内生长受限怎么办？

李大夫答

胎儿宫内生长受限，是指孕晚期，孕妈妈连续2周以上无体重增加或者经B超检查发现胎儿发育情况与孕周不相符合的现象。造成胎儿宫内生长受限的原因很多，如孕妈妈营养不良、孕妈妈患有某种疾病、胎盘因素、胎儿染色体异常或者畸形等，需要在医生帮助下根据不同的情况采取措施。

孕妈问

一直坚持食补，到了孕晚期，还需外加钙片吗？

李大夫答

孕晚期钙的需求量在整个孕期是最高的。如果此时的孕妈妈每天能够喝足 500 毫升的牛奶或酸奶，同时没有出现抽筋等症状，可以暂不额外补充钙剂。但如果不能摄入足量的奶或奶制品，则每天钙的摄入量达不到推荐量的可能性较大。此时就建议适当补充钙剂。可以视具体情况每天补充 300~600 毫克，或隔日补充 600 毫克。

孕妈问

孕晚期，怎么合理安排晚餐？

李大夫答

晚餐不要过饱，可以把一天的蛋白质、脂肪等集中于早餐和午餐供给，晚餐则选择一些清淡、好消化的食物，比如清炒蔬菜、蔬菜汤粥等，这样不易增加肠胃负担，避免胃疼和胃灼热。

孕妈问

最近体检血压值偏高，是妊娠高血压吗？饮食上要注意什么？

李大夫答

妊娠高血压与妊娠高血压综合征并不完全是一回事。所以当血压偏高而没有伴随其他问题时，状况并不算严重。但无论何种血压偏高，都应限制盐的摄入量，每日控制在 6 克以内。同时多吃蔬菜水果来补充钾，少摄入脂肪，特别是饱和脂肪。另外，还需要监测尿常规，确定是否有尿蛋白，以排除妊娠高血压综合征的可能。

孕妈问

排便一直不太好，应该长期吃粗粮吗？

李大夫答

孕晚期，很多孕妈妈都会出现便秘，粗粮膳食纤维含量高，但这并不能说明粗粮多多益善，最好的方式是科学搭配。长时间大量食用粗粮会影响孕妈妈对钙、铁等矿物质的吸收，还可能造成肠胃负担重。可以在做米饭时加入一些杂粮或豆类，把粗粮煮得烂一点儿来帮助消化吸收。另外，排便不太好还可以通过多吃蔬菜水果来缓解。

孕 37 周 ~ 孕 40 周 我出生了

宝宝成长 VS 妈妈的变化

　　这最后的 1 个月，我还需要继续生长，以便能够更加独立地适应子宫外面的生活。现在我还要依赖妈妈给我输送源源不断的营养，让我长出更多的肌肉和脂肪，变得足够强壮。 然后我就要离开温暖舒适的"小房子"，开启新的生命历程，尽管我是那么依依不舍，但一想到焦灼等待中的爸爸和妈妈，我就有一种"破壳而出"的冲动。

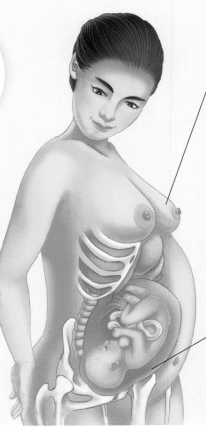

孕 10 月末期，胎宝宝的身长约 50 厘米，体重 2700 ~ 3400 克。

眼睛：活动协调，视力增加。
头发：长 2~3 厘米。
指甲：超过指尖。
脚：足底布满纹理。
大脑：发育完善。
皮肤：褶皱消失，肤色呈淡红色。
形体：皮下脂肪增多，身体胖胖的。
胎脂：布满全身。
胎头：开始或已经进入孕妈妈的骨盆入口或骨盆中。

乳腺扩张明显，溢出更多的乳汁。
腹部紧绷、发硬。

子宫底的高度在 32~34 厘米之间。
胎宝宝入盆，宫底下移。
羊水浑浊，呈乳白色。
子宫颈和阴道变软，和骨盆关节、韧带一起做好了分娩的准备。

重点营养

［维生素 K］
抗出血维生素

功效

1. 预防新生儿出血症。

2. 预防骨质疏松症，还可以减少新妈妈产后出血。

摄入过多的危害： 摄入过多，可使新生儿发生生理性黄疸，还可降低口服抗凝血药的药效。

摄入过少的危害： 摄取过少，会影响一些激素的代谢，如延缓糖皮质激素在肝中的分解。有的孕妈妈皮肤受到小小的碰撞和伤害就会变得青一块紫一块的，可能原因之一就是体内缺乏维生素 K。

每日建议摄取量： 建议每日的适量摄入量约为 120 微克。

摄取来源： 维生素 K 的来源主要有两方面，首先是肠道内细菌的合成，其次是从食物中摄取。富含维生素 K 的植物性食物主要有：菜花、绿茶、南瓜、西蓝花、水芹、香菜、莴苣、小麦、玉米、燕麦、土豆、青豆、豇豆、苹果、葡萄等。

摄取注意事项： 孕妈妈出现流鼻血的情况，应该多摄取维生素 K，最好是从食物中摄取，维生素 K 与抗血液凝剂的药性相克，一起服用会产生副作用。

 妇产科小词典

胎膜早破怎么办

胎膜破裂了，连接胎宝宝和外部的通道打开了，被细菌感染的危险增大，使胎宝宝有危险，所以胎膜破裂时不要洗，要立即去医院。铺上衬垫或毛巾后并拢双腿，抬高臀部，可以防止流出大量的羊水。在车上尽量以臀高卧位姿势去医院。胎膜早破早产，胎宝宝会有危险，应尽量避免。

营养需求
摄取足够的优质能量

多吃一些含有优质蛋白质的食物，如鱼、虾类的食物，也可以吃瘦肉和豆类等食物。

多吃新鲜的蔬果，保证摄入充足的维生素。如果维生素 B$_1$ 缺乏，会导致分娩时子宫收缩乏力，延缓产程。

吃些高热量的食物，为分娩提供足够的体力，如巧克力等。

饮食原则
多摄取糖类、优质脂肪及钙

饮食清淡、易消化：多吃清淡、易消化的食物，如紫甘蓝、香瓜、麦片、全麦面包、豆类、糙米、牛奶、动物内脏等，对生产都有一定的补益作用。

吃一些营养价值高的食物：可以吃些体积小、营养价值高的食物，如动物性食品。

科学饮食：少吃过咸的食物，每天盐的摄入量在 6 克以下，避免大量饮水。每天进餐次数安排在 5 次以上。体重增长控制在每周 500 克以内。

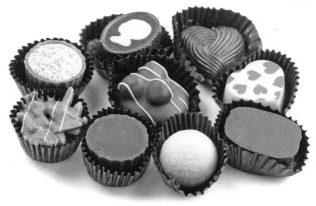

孕妈妈可以吃一些巧克力等含热量高的食物，为分娩储备能量。

宝宝发育与核心营养素

妊娠周数	胎儿器官系统发育	需重点补充的营养素	食物来源
第 37 周 ~ 第 40 周	胎头双顶径大于 9 厘米，足底皮肤纹理清晰	铁、维生素 K	蛋黄、牛奶、动物内脏、绿叶蔬菜

孕妈妈一周科学食谱推荐

	早餐	加餐	午餐	加餐	晚餐	加餐
周一	煮蛋 清炒南瓜 红枣大米粥	苹果	米饭 蒜香茄子 盐水虾 鱿鱼炒茼蒿	酸奶 葡萄干	芝麻拌菠菜 虾仁豆腐 素什锦 馒头	牛奶
周二	全麦面包 萝卜牛腩汤 凉拌黄瓜	猕猴桃	鸡丝面 黄花菜炒鸡蛋 凉拌豌豆苗	酸奶	米饭 熘鱼片 香菇油菜	菠萝
周三	香蕉粥 豆腐干	杏仁	米饭 宫保鸡丁 肉末茄子 虾皮炒莜麦菜	苹果	茄丁肉丝面 拌什锦沙拉	牛奶
周四	肉末碎菜粥 春卷 煮蛋	猕猴桃冰沙	笋丝虾仁面 拍黄瓜 姜汁鱿鱼丝	蛋糕	米饭 豆腐干炒芹菜 排骨烧油菜 蛋花汤	牛奶
周五	南瓜粥 三鲜包子	香蕉	米饭 红烧排骨 番茄炒鸡蛋 豆腐白菜汤	黑芝麻糊	番茄打卤面 葱姜大虾 香椿拌豆腐	牛奶
周六	大米粥 鸡蛋	面包片	米饭 海带排骨汤 干煸豆角 木须肉	苹果	米饭 韭菜炒虾仁 蒜蓉西蓝花 西芹炒百合	牛奶
周日	银耳羹 清炒南瓜 奶酪蛋糕	牛奶 水果沙拉	米饭 尖椒炒肉丝 红烧茄子 馒头	酸奶 苹果 核桃	素什锦 木耳炒鸡蛋 萝卜丝鲫鱼汤 花卷	红枣红豆汤 核桃 香蕉

饮食宜忌速查

● 饮食宜吃易消化的食物

孕 10 月，孕妈妈的饮食要少而精，宜吃易消化的食物，防止胃肠道充盈过度或胀气，以便顺利分娩。分娩过程中消耗水分较多，因此，临产前应吃含水分较多的半流质软食，如肉丝面、肉末蒸蛋、米粥等。

● 饮食少量多餐

快到临产期了，由于宫缩的干扰及睡眠的不足，产妇胃肠道分泌消化液的能力降低，蠕动功能也减弱，吃进的食物从胃排到肠里的时间也由平时的 4 小时增加至 6 小时左右，极易存食。此时孕妈妈要少食多餐，每天进食 4~6 次。

● 产前吃些巧克力

产妇在临产前适当吃些巧克力，对母婴均有益处。一般来说，正常产程约需要 12~16 小时。所以，产妇要保证有足够的体力，才能顺利分娩。

巧克力营养非常丰富，每 100 克巧克力中含有糖类 50 克左右、脂肪 30 克、蛋白质 5 克以上，还有较多的锌，能在很短时间内被人体吸收和利用，其被消化和吸收的速度也快，能迅速产生大量热能，供人体消耗。产妇如果在临产前吃上点巧克力，分娩过程中体内就能产生很多热量，补充所消耗的热量，以保持体力。

● 喝些蜂蜜水，可缩短产程

进入孕 10 月，孕妈妈喝些蜂蜜水，可以帮助改善自身的体质。具体调理方法为：将蜂蜜用凉白开水或者温开水调匀饮用，蜂蜜的量可依照个人的喜好而略有不同。

此外，蜂蜜水有助于孕妈妈缩短产程、减少疼痛，因此，准爸爸可以在孕妈妈待产时先准备一些温热的蜂蜜水，蜂蜜可以多放一些，在孕妈妈阵痛开始、破水开两指之后让她饮用（未破水开两指也可以，两指即 2~3 厘米），这对于自然生产的孕妈妈来说，是很有效的助产饮品。

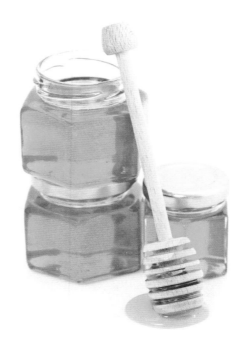

● 宜补充维生素 K

这个月，孕妈妈宜服用适量的维生素 K，直至分娩。同时，新生儿也要补充维生素。除了以口服和肌注的方式来补充维生素 K，孕妈妈还可以多食维生素 K 含量丰富的食物，如菠菜、番茄及鱼类等。

● 产前宜补充锌

孕妈妈在分娩时主要靠子宫收缩，而子宫肌肉细胞内 ATP 酶的活性，取决于产妇的血锌水平。如果缺锌，就会降低子宫的收缩力，增加分娩痛苦和出血量；加之产后新陈代谢加快，锌的消耗增加。海鲜含有丰富的锌，尤其是牡蛎，含量很高。

● 准备好两个产程的饮食

第一产程的饮食。孕妈妈不需要用力，可以尽可能多吃点东西，以备第二产程时有力气分娩。所吃的食物应以糖类为主，能快速提供能量，在胃中停留时间短，在宫缩紧张时也不会引起不适。食物最好稀软、清淡、易消化，可以准备些蛋糕、挂面、糖粥等。

第二产程的饮食。在第二产程，多数孕妈妈不愿进食，可喝点果汁或菜汤，来补充因出汗而流失的水分。由于第二产程需要不断用力，应进食高能量、易消化的食物，如牛奶、汤粥、巧克力等。如孕妈妈无法进食，也可通过输葡萄糖、维生素来补充能量。

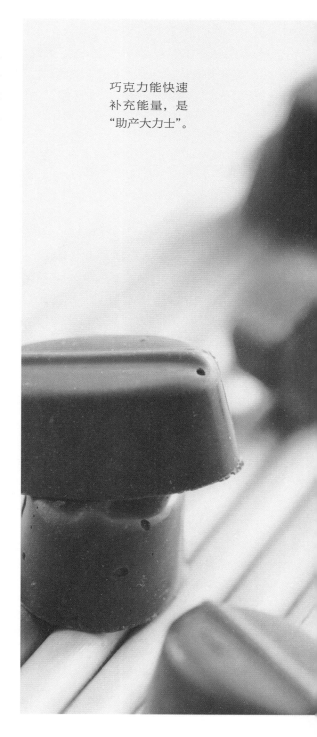

巧克力能快速补充能量，是"助产大力士"。

● 剖宫产前不宜吃东西

在剖宫产手术前一天须住院观察，手术前夜晚餐要清淡，午夜 12 点以后不要吃东西，以保证肠道清洁，减少术中感染。手术前 6~8 小时也不宜喝水，以免引起麻醉后呕吐。

● 剖宫产前不宜进补人参

不少人认为剖宫产出血较多，会影响母婴健康，因此，在进行剖宫产手术前，可以通过进补人参来增强体质。其实这种做法非常不科学。人参中含有人参皂苷，有强心、兴奋的作用，服用后会使孕妈妈大脑兴奋，影响手术的顺利进行。此外，服用人参后，容易使伤口渗血时间延长，对伤口的恢复不利。

● 不宜吃果脯

在果脯制作过程中，会加入人造色素和大量的糖，所以孕妈妈最好少吃或者不吃。

李宁告诉你

注意产前细节

在这个月，妈妈和家里人都在期待着一个新生命的降临。这时应多了解分娩知识，为分娩做好物质和心理准备。孕妈妈需要注意下面的细节：

1. 由于有早产可能，应准备好去医院应带的物品，以便随时出发；

2. 避免单独外出，更不要外出太久，以免过度疲劳，避免同房；

3. 穿后跟低而平稳的鞋子，防止身体不稳损伤到腰部。

● 不宜吃过多油腻的食物

临产前，孕妈妈不要过多地食用大鱼大肉、油炸食物，这些食物会加重胃部的饱胀感，从而导致胃部不适，所以，临产前孕妈妈应吃一些清淡、软烂、热量高一点儿的食物，如巧克力等。

● 不要随便服用泻药

孕期很容易出现便秘的情况，孕妈妈绝不可以随便服用泻药，因为在孕晚期泻药可能会直接导致早产。如果必须服用的话，必须在遵医嘱的情况下服用。

● 孕妈妈不宜再远行

孕晚期，孕妈妈的生理变化很大，对环境的适应能力也降低了，长时间的车船颠簸会使得孕妈妈身体疲惫，还会影响睡眠质量，引起不良情绪，从而使身心疲惫。车里的汽油味还会令孕妈妈恶心、呕吐，影响孕妈妈的食欲。而且，公共交通工具上空气比较污浊，致病菌也散布各处，容易使孕妈妈感染疾病。因此，孕妈妈应在家中安心待产，不宜再远行了。如果孕妈妈想要出去散散心，可以在周末时，让准爸爸开车，到附近的公园或郊外空气新鲜、环境幽美的地方玩一玩，但须随身携带医院的电话号码和一些防寒保暖的衣物。

● 临产前一周不要暴饮暴食

有些孕妈妈知道生产时需要一定的能量，因此在临产前就开始猛吃猛喝，这是错误的。猛吃猛喝会加重肠胃负担，造成肠胃不适或者消化不良，甚至可能出现更为严重的后果。

临产前饮食要重质不重量，少食多餐。食物以口味清淡、容易消化为佳，吃些有营养的粥或者清淡的面条汤、藕粉等食物。还应多吃一些对生产有补益作用的食物，如西蓝花、甘蓝、香瓜、麦片、全麦面包等，以获得对血液有凝结作用的维生素 K；多吃豆类、糙米、牛奶等，以补充身体内的维生素 B_1，避免生产时产程延长。

● 顺产孕妈妈不要空着肚子进产房

有些孕妈妈在进入第一产程后，因为要忍受阵痛，所以完全没有心思吃东西，但是接下来的生产过程需要耗费大量的体力和能量，如果这个时候不适当补充一些能量，会延长整个生产的过程。所以，千万不能空着肚子进产房。

孕妈妈可以在宫缩间隙比较长的时候正常吃饭；当宫缩时间间隔变得很短，并且宫缩强度已经大到疼得忍不住的时候，只能在两次阵痛的间隙吃些易消化的食物，如粥、米汤、小馒头、面包片等，以相对持续地提供能量。也可以喝一些比较清淡的汤，但是不要喝过于油腻和滋补的汤羹。

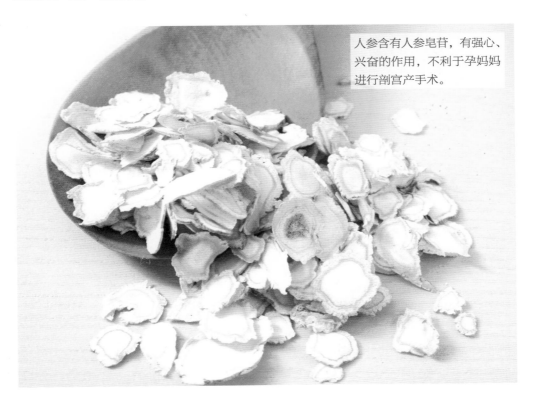

人参含有人参皂苷，有强心、兴奋的作用，不利于孕妈妈进行剖宫产手术。

营养食谱推荐

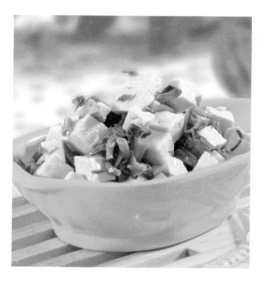

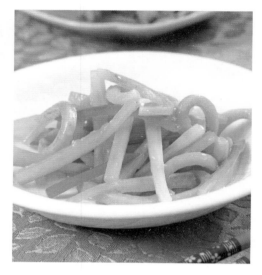

香椿拌豆腐
补钙，促进食欲

材料 豆腐 200 克，香椿 100 克。

调料 盐、香油各适量。

做法

1. 豆腐洗净，放沸水中焯烫后捞出，晾凉，切块，装盘；香椿洗净，放沸水中焯一下捞出，沥干，切碎放入豆腐中。

2. 在香椿、豆腐中放入盐、香油拌匀即可。

姜汁鱿鱼丝
强身益血

材料 鲜鱿鱼段 300 克，芹菜 100 克。

调料 姜、红尖椒、盐、醋、香油、胡椒粉、味精各适量。

做法

1. 鱿鱼洗净，切细丝；芹菜择洗干净，切段；姜去皮捣成姜汁；红尖椒洗净，切丝。

2. 芹菜放入沸水中迅速焯烫，捞出过凉，沥干水分，拌入少许盐、香油，盛盘。

3. 将鱿鱼丝放入沸水中烫至断生、发脆时捞出，加入红尖椒丝、姜汁、盐、醋、胡椒粉、味精、香油拌匀后放在芹菜上即可。

猕猴桃冰沙

预防产前抑郁

材料 猕猴桃 2 个，炼乳 50 克，蜂蜜
20 克，冰块 250 克。

做法

1. 猕猴桃洗净去皮，切丁，放入搅拌机
   中搅碎。
2. 冰块放入搅拌机中打成冰沙，堆入透
   明的玻璃碗中，倒入搅打好的猕猴桃，
   淋入炼乳和蜂蜜拌匀即可。

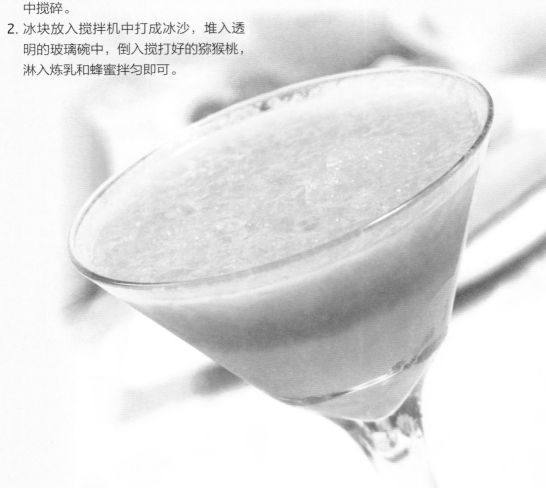

孕期营养 咨询室

孕妈问

为了积蓄体力，是不是要好好补补？

李大夫答

有些孕妈妈觉得生产时需要大量体力，因此在临产前就增大饭量或者食用一些补品，其实这是错误的，因为饭量猛增会加重肠胃负担，造成肠胃不适或者消化不良，甚至可能出现更为严重的后果。临产前饮食要重质不重量，少食多餐。食物以口味清淡、容易消化为佳，可以吃些有营养的粥或者清淡的面条汤、藕粉等食物。

孕妈问

临产前一周吃些什么对生产有帮助？

李大夫答

临产前一周适当进食某些食物能促进顺产的顺利进行，如适量食用西蓝花、紫甘蓝、香瓜、麦片、全麦面包等，以获得对血液有凝结作用的维生素 K；适量食用豆类、糙米、牛奶等，以补充身体内的维生素 B_1，避免生产时产程延长；适量食用猪肾、牛瘦肉、海鱼、牡蛎、蛤蜊、核桃等高锌食物，有助于增强子宫有关酶的活性，促进子宫收缩，使胎宝宝顺利娩出。

孕妈问

临近生产，最近我一直觉得有些紧张，吃什么食物能缓解呢？

李大夫答

到了这个月，很多孕妈妈都会产生产前焦虑现象，这不仅影响母胎的健康，而且不利于分娩。孕妈妈可以从吃的方面入手，来缓解产前焦虑。食物搭配要多样化，不要只吃一种食物，多吃水果、蔬菜和海鲜。每天可以吃 1 根香蕉，能促进大脑分泌内啡肽，缓解情绪不安，而且香蕉富含镁，有助于镇静情绪。另外，香蕉可润肠通便，预防便秘。

孕妈问

一直在服用钙剂和鱼肝油，这个月还用继续吗?

李大夫答

孕期适量服用一些营养素补充剂可以补充膳食中摄入的不足，对宝宝和妈妈均有益处。目前并无证据证明接近临产时服用钙剂和鱼肝油会对宝宝或妈妈产生损害。所以在临产的前几天继续服用或停用都是可以的。如果有所担心，最好是检查血钙及血清 25-OHD，根据检查结果来决定用或停。

孕妈问

孕晚期怎样保证营养适度?

李大夫答

孕晚期，胎宝宝长得快，需要存储的营养也增加了，但孕妈妈此时活动不便，运动量相对减少，如果总热量供给过多，容易造成分娩困难。孕晚期要饮食多样化，扩大营养素的摄取范围，同时配合产检观察胎宝宝发育得偏大还是偏小，考虑自身是否患有妊娠高血压、妊娠糖尿病等，综合考虑后制订适合自己的个性化食谱。

孕妈问

孕晚期经常手腕疼，是因为缺钙吗?

李大夫答

孕晚期有的孕妈妈发现自己的手腕弯曲时感觉很疼，有的孕妈妈在孕中期就出现这种情况，主要是怀孕后孕激素分泌造成了水钠潴留，形成组织的水肿，水肿压迫神经导致手腕疼痛，严重的也称为腕管综合征，这个并不是缺钙引起的，不需要额外补钙。症状不严重的可以热敷缓解，一般不需要治疗，分娩后会逐渐减轻。

孕妈问

总是睡不好觉，饮食上怎么调节?

李大夫答

有这种情况的孕妈妈在饮食上可以多吃点小米粥、香蕉，都有促进睡眠的作用，每晚睡前 1 小时左右可以喝一杯温热的牛奶，也能帮助改善睡眠。此外，还要注意放松心情，白天适当进行如散步、做孕妇操等活动。

专题

日常生活检测项目

怀孕期间，有能做的事情，也有不能做的事情，像购物或搬家等日常生活中经常发生的事情不可避免。假如是不得不做的事情，最好调整好时间，减轻身体负担。

日常行为	孕早期	孕中期	孕晚期	备 注
上夜班或过度疲劳、熬夜	绝对不可	不可	绝对不可	不能因怀孕改变生活节奏，不要过度疲劳。初期有流产的危险，后期有早产的可能
抬举重物	谨慎	不可	绝对不可	腹部越是隆起，负担越重。一定要避免做腰部用力的事情
搬家	谨慎	不可	绝对不可	可能的话尽量避免。非做不可的话，最好在怀孕 28 周前
长时间站着或坐着干活儿	谨慎	不可	绝对不可	要尽量避免长时间干活。要保证休息的时间
喂养猫、狗等宠物	不可	不可	不可	怀孕期间最好不要喂养任何宠物
干吃力的家务活儿	不可	不可	绝对不可	避免洗涤窗帘、桌布等大型物件，或为红白事进行的大量准备和事后洗刷工作
蹲着干活儿	不可	不可	绝对不可	绝对不能采取蹲着的姿势，应该平稳地坐着干活
蒸汽室和桑拿浴	不可	不可	绝对不可	怀孕期间最好避免去蒸汽室和桑拿浴等场所
化妆	可以	可以	可以	化妆可帮助调节情绪，但化妆品最好选纯植物的
购物	可以	可以	可以	购物要简单，时间不要超过 1 小时。购物过程中累的话，要注意休息，在眼疾、流感等肆虐的时期，绝对不要到人多的地方去
骑自行车或摩托车	谨慎	谨慎	绝对不可	容易刺激到子宫，如果不慎摔倒，还会伤及腹部

日常行为	孕早期	孕中期	孕晚期	备注
去大众浴池	不可	可以	绝对不可	怀孕期间，淋浴的水温应保持在 38.5℃以下，淋浴时间控制在 20 分钟以内。禁盆浴
憋大小便	绝对不可	绝对不可	绝对不可	想去厕所的时候就及时去，不能硬憋，尤其是小便，硬憋是非常不好的
使用公共交通工具	可以	可以	谨慎	尽量避开车辆高峰时间。妊娠反应严重的孕妈妈在怀孕初期使用公共交通工具，会觉得更加难受
长时间坐在电脑前	谨慎	不可	绝对不可	最好随时站起来做一些简单的运动，以保持血液循环畅通
夫妻吵架	不可	不可	绝对不可	避免夫妻吵架，保持良好的情绪
有氧运动	小心	可以	谨慎	不能做过于激烈的有氧运动，怀孕后期可以用体操之类的简单动作来代替有氧运动
游泳	谨慎	可以	不可	游泳池中的水一般都比较凉，怀孕初期和后期都应该避免。怀孕后期游泳不但会造成子宫收缩，还容易发生感染等危险
网球	不可	不可	绝对不可	孕妈妈身体笨重、行动迟缓，所以无法再奔跑，容易摔伤，导致流产及早产等
登山	谨慎	可以	不可	不要太激烈，在妊娠中期保持适量的运动（如登较平缓的山）会有一定的积极影响。不过在后期会带来不利影响
发笑	可以	可以	可以	笑的强度很重要。突然间的爆笑会带来不适，造成精神上的压力
穿牛仔裤	可以	可以	可以	如是比较宽松的牛仔裤就没有关系。不过，要避免穿太紧身的
烫发或染发	绝对不可	不可	不可	怀孕期间尽量不要烫发，染发剂中一般含有致癌物质，更应绝对避免

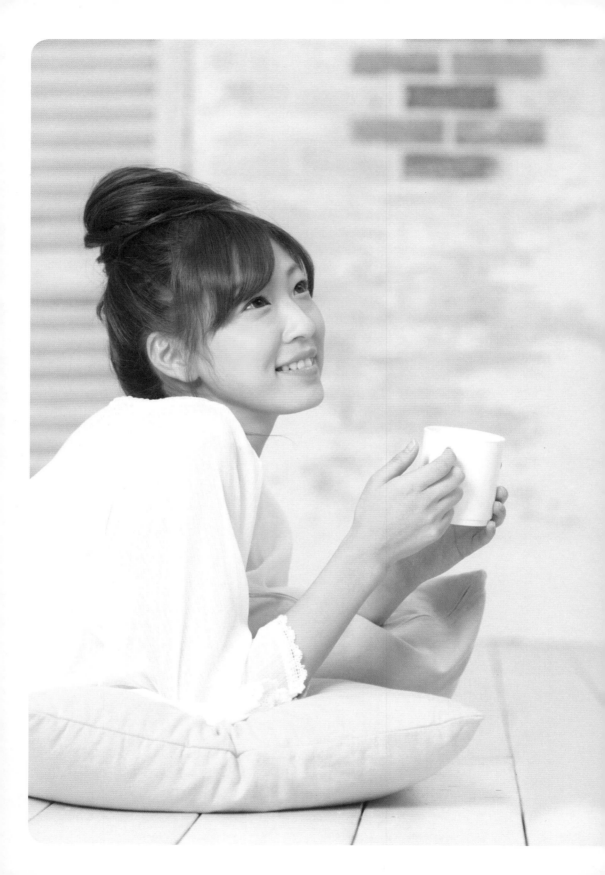

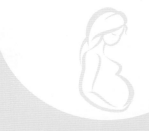

PART

3

产后8周
恢复孕前魅力

产后1周 排除恶露，愈合伤口

主要营养任务
补充优质蛋白和维生素 C

排除恶露： 产后第一周也称为新陈代谢周。新妈妈分娩以后，子宫内膜会留下创面，胎宝宝附着处的内膜脱落并随着血液一起从阴道排出，这就是产后恶露。第一周的饮食要以排毒为主，如果太补了，恶露和毒素会排不彻底。

促进伤口愈合： 产后1~2周，新妈妈的身体不仅要排出体内残余的恶露，还要兼顾产后伤口的愈合，自然生产的妈妈，伤口愈合只需3~4天，而剖宫产的妈妈则需约1周。重视产后1~2周的饮食，可促进顺产时阴道撕裂或侧切及剖宫产后伤口的愈合，建议多吃富含优质蛋白和维生素 C 的食物，以促进组织的修复。

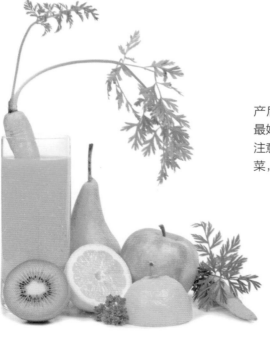

产后一周内食用蔬菜时，最好煮得稍软烂一些，并注意不吃寒性和凉性的蔬菜，不吃凉拌菜。

饮食宜忌速查

● 饮食宜杂

新妈妈在产后，既要保证肉、鱼、蛋、奶的供应，也要摄取充足的蔬菜、水果。另外，粗粮和细粮也要搭配着来吃。进食的品种越丰富，营养越平衡和全面，越有利于新妈妈的恢复和宝宝的成长。

● 饮食宜稀

稀是指每天摄入的水分要多一些。乳汁的分泌是新妈妈产后身体对水的需求增加的原因之一，此外，月子里的新妈妈大多出汗较多，体表的水分散失也比平时大。因此，月子里每天补充的水分可以多一点儿，适量多喝些米粥、汤、牛奶等。

● 饮食宜软

软是指所吃的食物口感要软和。月子里给新妈妈吃的饭要煮得软一点儿，并要少吃或不吃油炸食物及坚硬的带壳食物。因为新妈妈生产时的体力透支较大，许多人会有牙齿松动的情况，过硬的食物一方面对牙齿不好，另外一方面也不利于身体消化吸收。

● 不宜食生冷的食物

新妈妈产后体质较弱，抵抗力差，容易引起胃肠炎等消化道疾病，产后第一周尽量不要食用寒性的水果，如西瓜、梨等。

● 不宜吃油炸、辛辣的食物

新妈妈在产后不宜吃油条、辣椒、咖喱等油炸、辛辣的食物，这些食物容易造成新妈妈排便困难，不利于排出体内毒素，还会影响乳汁的质量，进而影响宝宝健康。

● 不宜快速进补，以免得不偿失

新妈妈大多乳腺管还未完全通畅，产后前两三天不要太急着喝催奶的汤，涨奶期可能会很痛，也容易得乳腺炎等疾病；也不宜大鱼大肉地猛补，否则会造成肠胃负担，不利于排出体内恶露和毒素，更不要急着食用人参一类的滋补品。老母鸡含有较多的雌激素，新妈妈吃了之后会导致乳汁不足，甚至完全回奶。这个时候吃公鸡汤比较合适。

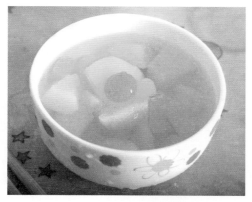

产后新妈妈吃水果时，可以放在常温下或是放在温水里泡一泡再吃，也可改喝温热的鲜榨果汁，亦可将水果切块煮一煮来吃。

产后第 1 天的饮食原则和食谱推荐

产后第 1 天饮食原则

这时候新妈妈刚生产完，身体还处在调节、提高身体免疫力的阶段，而且由于要制造乳汁来喂养宝宝，所以所需要的营养还是很多的，因此必须加强饮食，多吃营养丰富的食物，从而补充到足够的糖类、蛋白质、脂肪等营养素。

第 1 餐以流质食物为主：不管是自然生产妈妈还是剖宫产妈妈，产后第一餐都应以易消化、营养丰富的流质食物为主，如牛奶和一些汤类，这些食物既能补充新妈妈在生产时所损失的体液，又能补充足够的热量和营养素。

多吃有助于伤口愈合的食物：新妈妈要多吃一些促进伤口愈合的食物。而蛋白质尤其是胶原蛋白，就能很好地促进伤口愈合，从而减少伤口感染的机会，富含蛋白质的食物有各种瘦肉、牛奶和蛋类。富含维生素 A 的食物有鱼油、胡萝卜、番茄等；维生素 C 有助于促进胶原蛋白的合成，帮助伤口愈合，富含维生素 C 的食物有各种蔬菜、水果。

剖宫产妈妈要少吃产气食物：剖宫产妈妈因为有伤口，同时产后腹压力突然减轻，腹肌松弛、肠子蠕动缓慢，因此容易腹胀、便秘，此时就不要吃易发酵产气的食物，如黄豆、豆浆、淀粉类等，要多吃促进排气的食物，如萝卜汤等。

产后第 1 天食谱推荐

顺产妈妈推荐食谱

餐次	食谱
早餐	大米粥 1 份，蛋羹 1 份
加餐	面包片 1 片
午餐	米饭 1 份，海带排骨汤 1 份，清蒸鱼 1 份，素炒油菜 1 份
加餐	苹果 1 个
晚餐	米饭 1 份，虾仁南豆腐 1 份，蒜蓉西蓝花 1 份，西芹炒百合 1 份
加餐	牛奶 250 毫升

剖宫产妈妈推荐食谱

餐次	食谱
早餐	红糖百合小米粥 1 碗
加餐	香蕉 1 个
午餐	番茄鸡蛋面 1 碗
加餐	黑芝麻糊 1 碗
晚餐	大米粥 1 碗，双耳牡蛎汤 1 碗
加餐	糖水煮荷包蛋 1 碗

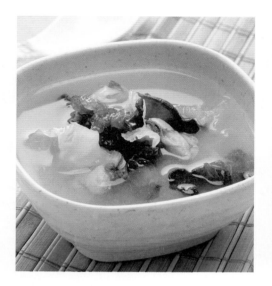

双耳牡蛎汤
补钙、铁、锌

材料 水发木耳、牡蛎各100克，水发
银耳50克。

调料 葱姜汁、盐、鸡精、料酒、醋、
胡椒粉、高汤各适量。

做法

1. 将木耳、银耳撕成小块。牡蛎入沸水
锅中焯一下捞出。

2. 另在锅内加高汤烧热，放入木耳、银
耳、料酒、葱姜汁、鸡精煮约15分钟。

3. 下入焯好的牡蛎，加入盐、醋煮熟，
加入鸡精、胡椒粉调匀即可。

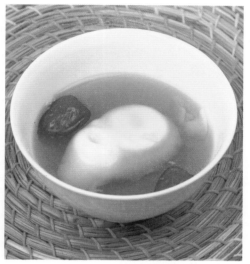

糖水煮荷包蛋
补充体力

材料 鸡蛋1个，红枣2颗。

调料 红糖10克。

做法

1. 红枣洗净，去核。

2. 锅置火上，放入红糖、红枣和适量清
水，水开后打入鸡蛋，煮约10分钟
即可。

产后第 2 天的饮食原则和食谱推荐

产后第 2 天饮食原则

今天新妈妈的状态会比第一天要好些，但还是会有阵痛，尤其是在哺乳时，产妇的恶露更明显，红色恶露的量增多。新妈妈这时候可以一个人去卫生间了，但会阴部还是会疼，所以还是避免过度活动比较好。新妈妈开始分泌乳汁时乳房变大、变硬，伴随疼痛。这时候就要清洁乳头，分泌的初乳要喂给宝宝。

多吃温补的食物： 产后第 2 天的新妈妈恶露可能会增加，这样会造成新妈妈心理负担，从而影响食欲和心情。这时候新妈妈要注意保暖，多吃温补性甘的、能增加人体造血功能的食物，如红枣、莲子、阿胶、桃仁等。

但是进补要适量，不要大量进补，那样只会给胃肠增加过多的负担，效果适得其反。只有营养均衡、搭配合理，才能达到食补的最终目的。

剖宫产妈妈要增强腰肾功能的恢复： 今天剖宫产妈妈疼痛还在继续，乳房也会隐隐发胀，而且医生也会鼓励新妈妈给宝宝喂奶。喂奶加速子宫的收缩，从而带来阵阵疼痛，恶露也比较多，因此新妈妈会感到腰使不上劲，酸胀难受，坐一会儿就累了。因此此时剖宫产妈妈如果已经排气，则可以吃流质或半流质食物了，如米粥、蛋羹、蛋花汤，但应注意先不要吃不易消化或容易引起胀气的食物，如牛奶、甜豆浆、浓糖水等。

产后第 2 天食谱推荐

顺产妈妈推荐食谱

餐次	食谱
早餐	红枣大米粥 1 碗，鸡蛋 1 个
加餐	苹果 1 个
午餐	米饭 1 小碗，番茄炒鸡蛋 1 份，蘑菇肉片 1 份
加餐	花生红枣鸡汤 1 碗
晚餐	茄丁面 1 碗
加餐	猪肝菠菜粥 1 小碗

剖宫产妈妈推荐食谱

餐次	食谱
早餐	牛奶小米粥 1 碗，苹果 1 个
加餐	香蕉 1 个
午餐	菜肉馄饨 1 碗
加餐	银耳莲子汤 1 碗
晚餐	大米粥 1 碗，蔬菜鱼丸汤 1 碗
加餐	黑米粥 1 碗

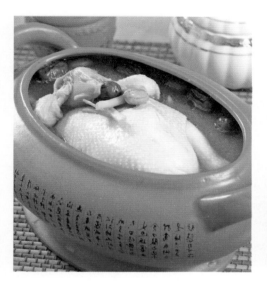

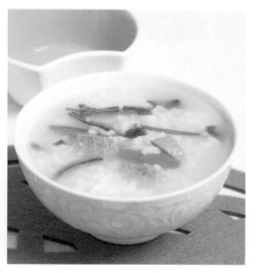

花生红枣鸡汤
增强体力，补血安神

材料 净鸡半只，冬菇 50 克，花生米 25 克，红枣 8 颗。

调料 葱段、姜片、香油、胡椒粉、盐、老抽、白糖、淀粉、料酒、植物油各适量。

做法

1. 花生米洗净；冬菇洗净沥干水，加白糖、料酒、香油、淀粉拌匀；鸡洗净，沥干水，用老抽、盐腌渍 10 分钟。

2. 起油锅放入鸡，炸至皮呈黄色，捞起。

3. 锅内倒植物油，烧热，爆香葱段、姜片，放入鸡肉、花生米、冬菇、红枣，加料酒、胡椒粉，加适量清水，慢火炖 1 小时，加盐调味即可。

猪肝菠菜粥
补铁补血

材料 大米 100 克，新鲜猪肝 50 克，菠菜 30 克。

调料 盐 1 克。

做法

1. 猪肝冲洗干净，切片，入锅焯水，捞出沥水；菠菜洗净，焯水，切段；大米淘洗干净，用水浸泡 30 分钟。

2. 锅置火上，倒入适量清水烧开，放入大米，大火煮沸后改用小火慢熬。

3. 煮至粥将成时，将猪肝放入锅中煮熟，再加菠菜稍煮，然后加盐调味即可。

产后第 3 天的饮食原则和食谱推荐

产后第 3 天饮食原则

正式开始分泌乳汁了，会出现乳房痛，这时候不能停止哺乳，最好能坚持用温热毛巾来缓解瘀块。在这一天，新妈妈子宫内开始重新生成黏膜，产后痛减少，会阴痛也减轻，脉搏和呼吸恢复正常，活动也更加自然了。自然分娩的新妈妈出院时最好适当地穿衣服，身体保暖，回家后立即休息。但需要注意勤换护垫和清洁外阴。不少新妈妈会冒冷汗，身体会不舒服，要多注意休息，也要学会调节自己的情绪。

多吃促进乳汁分泌的食物： 一般产后第 3 天新妈妈就开始分泌乳汁了，而充足的乳汁就要靠妈妈的营养摄入了。因此新妈妈要多吃营养丰富的食物和汤类，促进乳汁分泌量，提高乳汁质量，这样才能满足宝宝身体发育的需要。而且多给宝宝喂奶，还能缓解孕妈妈的乳房不适感。

剖宫产妈妈可以多喝汤： 一般来说，剖宫产妈妈的泌乳时间要比顺产妈妈晚一些，泌乳量也会少一些，不过不要担心，这是正常现象。剖宫产妈妈此时要放松心情，不要过分紧张和担心，否则有可能会导致具有抑乳作用的激素上升，把产乳的激素压下去。剖宫产妈妈要多吃些鱼、蔬菜等的汤。

产后第 3 天食谱推荐

顺产妈妈推荐食谱

餐次	食谱
早餐	核桃鸡蛋羹 1 碗，苹果 1 个
加餐	牛奶 1 杯
午餐	米饭 1 小碗，麻油猪肝汤 1 份，清炒油菜 1 份
加餐	面包 1 片
晚餐	红薯粥 1 碗，蒜蓉苋菜 1 份，排骨汤 1 碗
加餐	银耳红枣牛肉汤 1 小碗

剖宫产妈妈推荐食谱

餐次	食谱
早餐	牛奶 1 杯，素馅包子 2 个
加餐	花生 10 颗
午餐	米饭 1 碗，芋头红薯甜汤 1 碗，炒白菜 1 份
加餐	藕粉 1 碗
晚餐	香菇鸡丝面 1 碗
加餐	香蕉 1 根

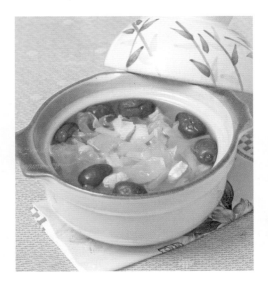

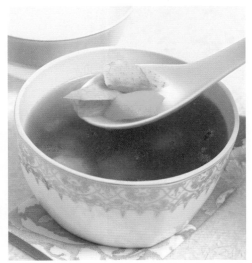

银耳红枣牛肉汤
促进伤口愈合

材料 牛肉 200 克，红枣 20 克，干银耳 5 克，胡萝卜 50 克。

调料 盐 5 克，鸡精 1 克，姜片、料酒各适量。

做法

1. 牛肉洗净，切小块；红枣洗净，泡片刻；干银耳泡发，洗净，去黄蒂，切小朵；胡萝卜洗净，切片。

2. 将牛肉块、红枣、银耳放砂锅中，加水烧沸，放料酒、姜片、胡萝卜片炖至牛肉熟烂，加盐和鸡精即可。

芋头红薯甜汤
促进肠胃蠕动，预防产后便秘

材料 芋头、红薯各 100 克。

调料 红糖适量。

做法

1. 芋头洗净，入沸水锅中稍煮，入凉水中过水，去皮，切小块；红薯洗净，削皮，切小块。

2. 锅置火上，加适量清水，放入红薯块、芋头块，先用大火煮 2 分钟，再改用小火煮 10 分钟至熟，加入红糖搅拌均匀即可。

产后第 4 天的饮食原则和食谱推荐

产后第 4 天饮食原则

母乳的分泌变多，食欲也会比较旺盛，为了哺乳要注意营养的摄取。随着食物摄取量的增加，应该开始排便了，如过了 4 天也没有排便就要联络医院，向医生咨询。恶露的颜色渐渐变为褐色，量也有所减少，有酸味，所以要勤换护垫，保持外阴清洁。

多吃能调解心情的食物：雌激素对于人的情绪影响很大，刚生产的妈妈由于体内的雌激素突然降低，很容易发生产后抑郁症，情绪十分容易波动，经常会为一点儿小事而感到沮丧。这种现象不但会影响妈妈本身的恢复，还会影响正常哺乳。这时，妈妈要多吃些鱼肉和海产品，因为鱼肉有一种特殊的脂肪酸，有抗抑郁作用。

剖宫产妈妈多吃富含维生素 C 和维生素 E 的食物：其实，剖宫产妈妈的抑郁要比顺产妈妈更加严重一些，产后的疼痛、恼人的伤口、哭泣的宝宝都可能会让妈妈心烦意乱。更值得注意的是，产后抑郁对宝宝的生长和发育也有影响。

为了加快剖宫产伤口的愈合，避免伤口发生感染，这时剖宫产妈妈要多吃富含维生素 C 和维生素 E 的食品，以加快伤口愈合。

产后第 4 天食谱推荐

顺产妈妈推荐食谱

餐次	食谱
早餐	紫米粥 1 碗，鸡蛋 1 个
加餐	小蛋糕 1 个，牛奶 1 袋
午餐	米饭 1 小碗，冬笋雪菜黄鱼汤 1 份，醋熘土豆丝 1 份
加餐	苹果 1 个
晚餐	大米粥 1 碗，番茄炒鸡蛋 1 份，火腿冬瓜汤 1 份
加餐	火龙果 1 个

剖宫产妈妈推荐食谱

餐次	食谱
早餐	鸡肉虾仁馄饨 1 碗，鸡蛋 1 个
加餐	橘子 2 个
午餐	米饭 1 碗，牡蛎煎蛋 1 份，炒四季豆 1 份
加餐	苹果银耳汤 1 碗
晚餐	香菇炖鸡面 1 碗
加餐	苹果 1 个

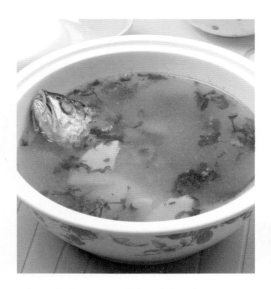

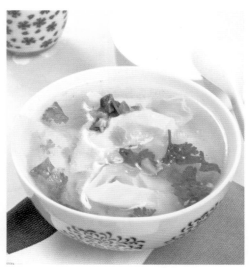

冬笋雪菜黄鱼汤
缓解抑郁

材料　冬笋 50 克，雪菜 25 克，黄鱼 1 条。
调料　葱段、姜片、盐、黄酒、植物油
　　　　各适量。

做法

1. 黄鱼去鳞去内脏，特别是要去掉鱼腹
   的黑膜，洗净，用黄酒腌 20 分钟；
   冬笋切片；雪菜洗净切碎。
2. 锅内倒植物油烧热，将黄鱼两面各煎
   至金黄。
3. 锅中加水，放入冬笋片、雪菜末、葱
   段、姜片，大火烧开，再改中火煮 15
   分钟，出锅前放盐，挑去葱段、姜片
   即可。

鸡肉虾仁馄饨
调补虚弱的身体

材料　馄饨皮 250 克，鸡胸肉 150 克，
　　　　虾仁丁 50 克，鸡汤适量。
调料　香菜末、榨菜末、葱末、姜末、
　　　　白糖、盐各 3 克，生抽 5 克。

做法

1. 鸡胸肉洗净，剁成泥，加入虾仁丁、
   白糖、盐顺搅成糊。
2. 在糊中加葱末、姜末、生抽调匀，制
   成馅料。
3. 取馄饨皮，包入馅料，制成鸡肉虾仁
   馄饨生坯。
4. 锅中加鸡汤烧开，加香菜末、榨菜末、
   盐调味。
5. 另起锅，加清水烧开，下入馄饨生坯
   煮熟，捞入碗中，浇上调好味的鸡汤
   即可。

产后第 5 天的饮食原则和食谱推荐

产后第 5 天饮食原则

为了促进乳汁分泌，新妈妈最好多食富含蛋白质的食物，尽量让母乳满足新生儿的发育需要。此外，要保持乳头的清洁，可做乳房按摩。

子宫恢复到拳头大小，小便量开始恢复，褐色恶露的分泌明显减少。在这一时期，可能会出现产后抑郁症的症状。

多吃有助于睡眠的食物：到了今天，妈妈在身体上的困扰有所减轻了，开始有精力去照顾宝宝了。由于妈妈对于宝宝的事情都想亲力亲为，结果神经紧绷，夜里还总惦记给宝宝喂奶，所以就容易失眠。

这时要选择食用一些有助调节神经功能的食品，如鱼、蛤蜊、虾、猪肝、猪腰、核桃、花生、苹果、蘑菇、豌豆、牛奶等。

剖宫产妈妈睡前喝一杯热牛奶有助于睡眠：剖宫产妈妈和顺产妈妈一样，睡眠也会有问题，特别是产后爱出虚汗，经常半夜醒来，大汗淋漓，心情焦躁不安，皮肤表面凉凉的，但心里感觉有火在烧一般。这是由于剖宫产妈妈失血过多，血虚肝郁导致的。

长期睡眠不足，有可能使乳汁分泌量减少，还会影响宝宝。因此，剖宫产妈妈在睡前半小时，补充一杯热牛奶或一碗小米粥，这样能帮助睡眠。

产后第 5 天食谱推荐

顺产妈妈推荐食谱

餐次	食谱
早餐	小米粥 1 碗，鸡蛋 1 个
加餐	菠萝 1 块
午餐	米饭 1 小碗，鲫鱼豆腐汤 1 份，炒三丁 1 份
加餐	芝麻糊 1 碗
晚餐	猪肝面 1 碗
加餐	牛奶 1 杯

剖宫产妈妈推荐食谱

餐次	食谱
早餐	豆腐饼 1 个，鸡蛋 1 个
加餐	橙子 1 个
午餐	米饭 1 碗，红烧金枪鱼 1 份，清炒莜麦菜 1 份
加餐	牛奶燕麦粥 1 碗
晚餐	鲜虾饺子 1 份
加餐	牛奶

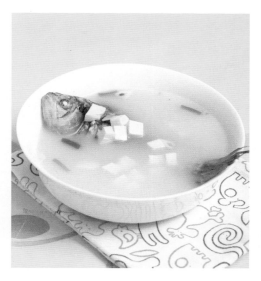

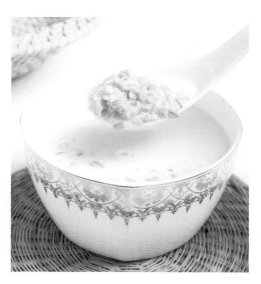

鲫鱼豆腐汤

健脾开胃，活血通乳

材料 鲫鱼 1 条，豆腐 300 克。

调料 盐 5 克，姜片、葱段、蒜片各 10
克，料酒、植物油各适量。

做法

1. 鲫鱼开膛去内脏，去鳞去鳃洗净，抹
干，在鱼身两边各划 3 刀，分别用少
量料酒、盐涂均匀；豆腐洗净，切块
备用。

2. 锅置火上，倒植物油烧热，放入鱼，
小火慢煎，一面煎黄了以后翻面，煎
至两面金黄，倒入适量水、料酒，放
入葱段、姜片、蒜片。

3. 转大火烧开，待汤汁变白时加入豆腐，
小火慢炖至汤汁浓稠，加少量盐，再
炖 3 分钟即可。

牛奶燕麦粥

帮助睡眠，预防产后便秘

材料 牛奶 1 袋（约 250 克），燕麦片
50 克。

调料 白糖 10 克。

做法

1. 燕麦片放清水中浸泡 30 分钟。

2. 锅置火上，倒入适量清水大火烧开，
加燕麦片煮熟，关火，再加入牛奶拌
匀，最后调入白糖即可。

产后第 6 天的饮食原则和食谱推荐

产后第 6 天饮食原则

新妈妈和新生儿开始熟悉母乳喂养。宝宝每天约有 6 次小便，喂奶间隔，宝宝睡眠香甜即说明乳汁是充足的。

分娩时出血容易导致贫血，产后 5 周左右贫血症状逐渐消失，在此之前要服用怀孕时服用的补铁剂。在感到有轻微的贫血症状时要躺着或蹲着，让头部尽可能往下。冲洗时，有感染和会阴部开线的危险，所以在浴室待不要超过 10 分钟。慢慢做产褥期体操，不要累着，多休息。

多摄入高蛋白、高热量、低脂肪的食物： 看到家里人为了自己忙得不亦乐乎，妈妈有时候会感到"心有余而力不足"，想帮忙吧，四肢乏力，提不起精神来。

失血、失眠、食欲不振都在耗费着妈妈的精力，这时候妈妈要增加食物的多样性，应摄入一些高蛋白、高热量、低脂肪、有利于吸收的食物。同时要营造一个浓郁的吃饭氛围，让妈妈吃得快乐。

剖宫产妈妈食物要品种丰富： 剖宫产妈妈的精力都放到宝宝的身上了，经过出生前几天的脱水，宝宝的体重开始增加，需要吸收的营养也增加了，所以妈妈自然要吃饱吃好。

需要增长体力来照顾宝宝的剖宫产妈妈，应该适当增加些肉类、甜品。同时要少食多餐，粗细搭配，品种多样。

产后第 6 天食谱推荐

顺产妈妈推荐食谱

餐次	食谱
早餐	生滚鱼片粥 1 碗，素馅包子 1 个
加餐	苹果 1 个
午餐	米饭 1 碗，香干芹菜 1 份，香菇肉片 1 份，清鸡汤 1 碗
加餐	藕粉 1 碗
晚餐	米饭 1 碗，黄豆猪蹄汤 1 份，油淋生菜 1 份
加餐	牛奶 1 杯

剖宫产妈妈推荐食谱

餐次	食谱
早餐	红豆粥 1 碗，鸡蛋 1 个
加餐	苹果 1 个
午餐	米饭 1 碗，海带排骨汤 1 份，炒藕片 1 份
加餐	莼菜鸡丝羹 1 碗
晚餐	牛腩面 1 碗，清炒油菜 1 份
加餐	牛奶 1 杯

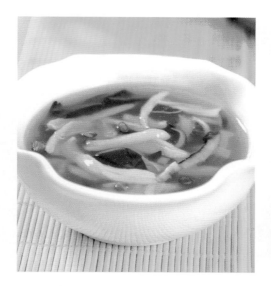

莼菜鸡丝羹
益智健脑

材料 鸡胸肉 200 克，水发香菇 50 克，莼菜 100 克。

调料 盐 4 克，高汤、醋、水淀粉、葱末各适量。

做法

1. 鸡胸肉洗净，入沸水中焯熟，撕成细丝；水发香菇洗净，切丝；莼菜洗净，用少许盐腌渍片刻，切碎。

2. 锅中倒入高汤，大火烧沸，放入香菇丝煮 10 分钟，加入莼菜、鸡胸肉丝煮约 5 分钟，加盐、醋调味，用水淀粉勾芡，撒上葱末即可。

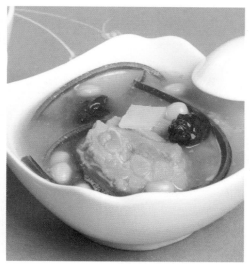

海带排骨汤
强身益血

材料 水发海带 200 克，排骨 500 克，蜜枣 2 颗，黄豆 60 克。

调料 姜片、盐、香油各适量。

做法

1. 将水发海带洗净，切成丝；黄豆洗净，提前一夜泡涨。

2. 排骨洗净血水，切成 3 厘米长的段，放入沸水中煮 5 分钟，捞出来。

3. 将海带丝、排骨段、蜜枣、黄豆、姜片全部放入汤煲中，加上适量清水，用大火煲半小时，再转小火煲 2 小时，最后放入盐调味，滴上几滴香油即可。

产后第 7 天的饮食原则和食谱推荐

产后第 7 天饮食原则

自然分娩的新妈妈这时候差不多进入了恢复阶段。逐渐消肿，妊娠纹变浅，恶露的分泌量也渐渐减少，但还没有完全恢复，最好保持情绪稳定，保持足够的睡眠。有时需要在半夜喂奶，所以白天最好能和宝宝同步休息。

避免食物过敏： 产后第 7 天了，到今天，孕妈妈的精神已经恢复得不错了，恶露的颜色也没有以前那么鲜红了，伤口也恢复得不错，也没有那么多烦心的事，胃口也好起来了。宝宝的胃口也很好，经常张着小嘴找妈妈。这时，妈妈要摈弃产前的一些不良饮食习惯，比如喜欢喝茶的妈妈，要暂时改掉这个习惯。

如果产前没吃过的东西，妈妈尽量不要吃，以免发生过敏反应，如全身发痒、心慌、气喘、腹痛等。食用肉类、动物内脏、蛋类、奶类、鱼类都应烧至熟透。

剖宫产妈妈可以拆线了： 今天剖宫产妈妈可以拆线了，当然，全部恢复还需要 4~6 周时间。如果产前过于肥胖，或有糖尿病、贫血及其他影响伤口愈合的疾病可以延迟拆线。

出院前要牢记医生的嘱咐，需要了解如何避孕、如何运动以及如何均衡营养等知识，还要记住什么时间复诊。宝宝要进行第一次接种，要保存好注射卡等。

产后第 7 天食谱推荐

顺产妈妈推荐食谱

餐次	食谱
早餐	豆沙包 2 个，牛奶 250 毫升
加餐	开心果 10 颗
午餐	米饭 1 碗，香干油菜 1 份，莲子猪肚汤 1 份
加餐	饼干 3 块
晚餐	花卷 1 份，黄瓜炒虾仁 1 份，木须肉 1 份，炒萝卜丝 1 份，小米红豆粥 1 碗
加餐	牛奶 1 杯

剖宫产妈妈推荐食谱

餐次	食谱
早餐	阳春面 1 碗，鸡蛋 1 个
加餐	香蕉 1 根，牛奶 250 毫升
午餐	米饭 1 碗，鸡蛋炒菠菜 1 份，熘肉片黄瓜 1 份
加餐	菠菜鸭血汤 1 碗
晚餐	腐竹粟米猪肝粥 1 碗，香菇肉片 1 份
加餐	牛奶 1 杯，黑米粥 1 碗

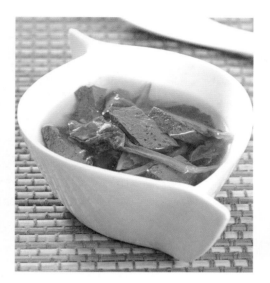

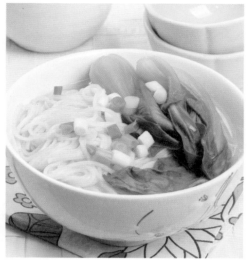

菠菜鸭血汤
丰富的造血必需物质

材料　鸭血 150 克，菠菜 250 克。

调料　盐 3 克，葱末、香油、植物油各适量。

做法

1. 鸭血洗净，切片；菠菜去老叶，掰开，洗净，切 6 厘米长的段。

2. 锅置火上，放植物油烧热，放入葱末煸香，倒清水煮开，放鸭血煮沸，转中火焖 10 分钟，放入菠菜、盐，小火煮 5 分钟，淋上香油即可。

阳春面
补充体力

材料　龙须面 200 克，油菜心 30 克。

调料　盐 2 克，葱花 5 克，鸡汤适量，香油、胡椒粉各少许。

做法

1. 油菜心洗净，放沸水锅中焯烫。

2. 锅内加入鸡汤大火烧开，放入龙须面煮熟，加入盐、胡椒粉调味，放入油菜心，淋入香油，撒葱花即可。

产后 2 周

修复组织，调理脏器

主要营养任务
进食 5 种颜色的食物

这周，妈妈的恶露基本排清了，伤口也基本愈合，体力有所恢复。所以这个时期的饮食以修复组织、调理脏器为主。

产妇吃一些含优质蛋白且维生素及矿物质含量丰富的食物，可促进组织修复，因为这些营养素是人体构成所必需的材料，满足这些营养物质的供给，人体才会启动自我修复机能。产妇可以吃鸡蛋、牛奶、瘦肉、豆类、豆制品、蘑菇、海带、紫菜、新鲜的蔬菜和水果等。

饮食对于产后调理脏器很重要。这要求产妇所吃的食物种类多样，每天最好能吃5 种颜色的食物，即红、黄、绿、白、黑五种颜色，红色食物养心，黄色食物养脾胃，绿色食物养肝，白色食物养肺，黑色食物养肾。红色食物有猪肉、羊肉、番茄等，黄色食物有小米、玉米、香蕉、胡萝卜、黄豆等，绿色食物有油菜、芹菜等绿色蔬菜，白色食物有牛奶、鱼肉、禽肉、米面、山药等，黑色食物有黑米、黑芝麻、黑豆、紫菜、黑木耳等。

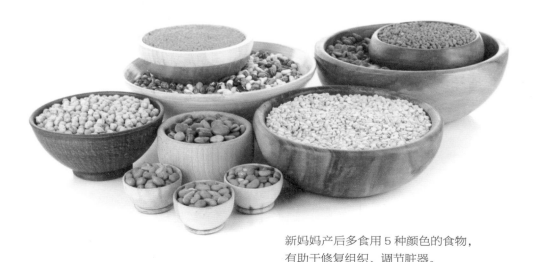

新妈妈产后多食用 5 种颜色的食物，
有助于修复组织、调节脏器。

饮食宜吃的 6 种食物

食物	配图	功效	推荐补品
鲫鱼 提高子宫收缩的能力		恶露的排出与子宫的收缩能力密切相关，鱼类，尤其是鲫鱼，富含蛋白质，可以提高子宫的收缩能力，而且，鲫鱼还有催乳的功效	当归鲫鱼汤
鲤鱼 健脾开胃		鲤鱼的蛋白质含量高，而且质量也高，鲤鱼健脾开胃，消水肿，利小便，通乳	莼菜鲤鱼汤
香油 补气血促排毒		香油中含有丰富的不饱和脂肪酸，能促使子宫收缩和恶露排出，帮助子宫尽快复原，同时还具有软便作用，避免新妈妈发生便秘	麻油猪肝汤
薏米 健脾胃利小便		薏米非常适合产后身体虚弱的妈妈食用，它有清热利湿、利小便、益肺排脓的功效，可帮助子宫恢复，尤其对排除恶露效果好	薏米红枣百合汤
南瓜 清除毒素助生长		南瓜内的果胶有很好的吸附性，能黏结和消除体内细菌毒素。南瓜中丰富的锌可以参与核酸、蛋白质的合成，是促进生长发育的重要物质	南瓜虾皮汤
白萝卜 通气助康复		白萝卜具有降气、祛痰、止血等功效，剖宫产排气成功后，进食一定量的白萝卜，对伤口恢复和排气都有好处	白萝卜蛏子汤

营养食谱推荐

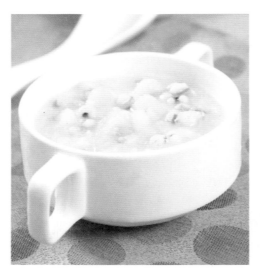

薏米山药粥

健脾益胃，补肺清热

材料　薏米、大米各 50 克，山药 30 克。

做法

1. 将薏米和大米分别洗净，浸泡 2 小时；山药洗净，去皮，切成丁。
2. 锅置火上，倒入适量清水，放入薏米煮软，再加入山药丁、大米，转小火熬煮至山药熟烂即可。

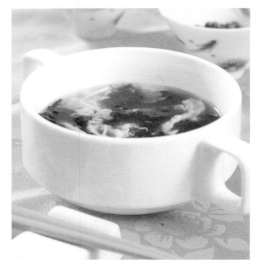

紫菜鸡蛋汤

补体力，防贫血

材料　紫菜 10 克，鸡蛋 1 个。

调料　盐 3 克，葱末、香油、味精、植物油各适量。

做法

1. 紫菜用清水洗净撕碎，然后放入碗中，加适量清水浸泡。
2. 将鸡蛋液打入碗中，用筷子顺同一方向搅拌均匀备用。
3. 锅置火上，倒油烧热，放入葱末炒香，再倒入 1200 毫升清水，用大火烧开后放入盐，鸡蛋液均匀淋入锅中搅散，当鸡蛋液形成蛋花浮起后，加入香油、味精，再放入泡好的紫菜煮沸，一道香气扑鼻的紫菜鸡蛋汤就做好了。

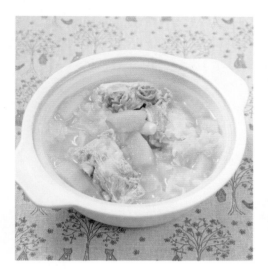

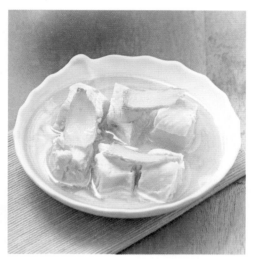

银耳木瓜排骨汤
保护肝脏，美容养颜

材料 猪排骨 250 克，干银耳 5 克，木瓜 100 克。

调料 盐 2 克，葱段、姜片各适量。

做法

1. 银耳泡发，洗净，撕成小朵；木瓜去皮、子，切成小块；排骨洗净，切段，焯水备用。

2. 汤锅加清水，放入排骨、葱段、姜片同煮，大火烧开后放入银耳，小火慢炖约 1 小时。

3. 把木瓜放入汤中，再炖 15 分钟，调入盐搅匀即可。

麻油鸡
滋补养身，温中益气

材料 鸡肉 400 克。

调料 老姜 3 块，麻油适量，盐 2 克。

做法

1. 鸡肉切块，入滚水中汆烫去血水；把老姜洗净后不要去皮，切成薄片。

2. 把汆烫完的鸡肉放入陶锅里，尽量让其平整，再均匀倒入麻油，把姜片按顺序依次铺满一层，然后再铺第二层、第三层，铺到看不到底层的鸡肉为止，而且姜片之间不要有缝隙。

3. 加入盐使其覆盖在姜片上，盖上锅盖焖煮，先用大火焖煮至开，再转小火焖煮 15~20 分钟后，熄火再闷 5 分钟，不要急着打开锅盖。

4. 用一个汤匙和一个夹子，慢慢地把上层铺的姜片去掉，但要留一些姜片在鸡肉里。

产后 3 周　增强体质，滋补元气

主要营养任务
饮食均衡，烹调细软

　　这周产妇的身体健康状况已经渐渐恢复。饮食主要以增强体质、滋补元气为主。

　　产妇可以吃一些富含蛋白质、维生素 A、钙、铁、锌、硒的食物，能有效增强体质。常见的能增强体质的食物有牛肉、鸡肉、水产品、牛奶、鸡蛋、胡萝卜、南瓜、蘑菇、海带等。

　　多吃一些具有补气功效的食物，可以有效地使产妇滋补元气，比如牛肉、乌鸡、鳝鱼、山药、莲藕、栗子、红枣、糯米等，但这些食物一定要烹调得比较细软，这样更有益于产妇吸收，使这些食物能充分发挥其补气的功效。

　　豆制品、豆浆的营养主要体现在其丰富的蛋白质含量上。豆制品所含人体必需氨基酸与动物蛋白相似，同样也含有钙、磷、铁等人体需要的矿物质，含有维生素 B_1、维生素 B_2 和纤维素，是催乳佳品。

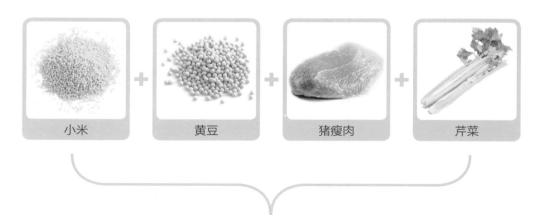

| 小米 | ＋ | 黄豆 | ＋ | 猪瘦肉 | ＋ | 芹菜 |

谷类与豆类互相搭配，肉类与蔬菜互相搭配，都可以实现蛋白质互补，提高蛋白质在人体的吸收利用率。

饮食宜吃的 6 种食物

食物	配图	功效
乌鸡		乌鸡有补中止痛、滋补肝肾、益气补血、补阴清热等功效，特别是对妈妈产后的气虚、血虚、脾虚、肾虚等以及宝宝生长发育迟缓尤为有效。乌鸡含有人体不可缺少的赖氨酸、蛋氨酸和组氨酸，能调节人体免疫功能和延缓衰老
黄花鱼		黄花鱼是大小黄鱼的统称，也叫石首鱼。黄花鱼特别适用于产后体质虚弱、面黄肌瘦、少气乏力、目昏神倦、食欲下降的妈妈食用，对有睡眠障碍、失眠的妈妈有安神、促进睡眠的作用
蛤蜊		蛤蜊富含蛋白质、脂肪、糖类、铁、钙、磷、维生素、氨基酸和牛磺酸等多种成分，是一种低热量、高蛋白的理想食品，它具有滋阴润燥、利尿消肿的作用
猪蹄		猪蹄营养丰富，味道可口，它不仅是常用菜肴，而且还是催乳佳品。猪蹄中含有丰富的胶原蛋白，可促进毛发、指甲生长；猪蹄有助于组织细胞正常生理功能的恢复，加速新陈代谢。猪蹄还具有催乳和美容的双重作用，非常适合哺乳期的妈妈食用
牛肉		牛肉含有丰富的蛋白质和氨基酸，能提高人体抗病能力，可补血、修复受损的组织。牛肉中的肌氨酸含量很高，这使其增长肌肉、增强力量的功效很突出
羊肉		羊肉味甘性热，可补气补虚、温中暖下、壮筋骨、厚肠胃，主要用于疲劳体虚、腰膝酸软、产后虚冷、腹痛等症状。产后吃羊肉可促进血液循环，增温驱寒

营养食谱推荐

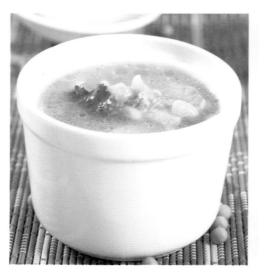

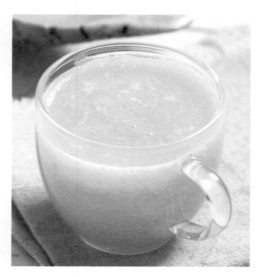

黄豆猪蹄汤
催乳，美容

材料　猪蹄 200 克，黄豆 50 克。

调料　香葱、盐、鸡精、党参、米酒各
　　　　适量。

做法

1. 先将黄豆提前浸泡 3 个小时；猪蹄洗
净，在砧板上从中间横切成大小适中
的块备用。

2. 锅置火上，倒水烧沸后放入猪蹄，煮
5 分钟后捞出备用。

3. 另置一锅，放入猪蹄、泡好的黄豆、
香葱、盐、鸡精、党参、米酒，加入
1200 毫升清水，大火烧开后，改小火
慢炖 2 个小时即可。

木瓜香蕉饮
适合新妈妈便秘、奶少时食用

材料　木瓜 200 克，香蕉 100 克。

做法

1. 木瓜去皮，去子，切小块；香蕉去皮，
切小块。

2. 把上述食材放入果汁机中，加入适量
饮用水搅打即可。

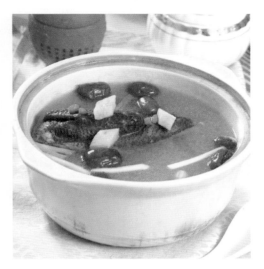

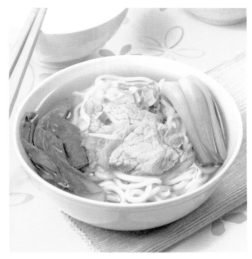

山药乌鸡汤

补血，益气

材料 乌鸡 1 只，明参、当归、黄芪、党参、莲子、山药、百合、薏米、红枣、枸杞各适量。

调料 盐适量。

做法

1. 将乌鸡清理干净，用沸水焯烫，捞起；其他配料全部洗净。
2. 炖锅中放入乌鸡，加适量清水，大火煮沸，放入明参、当归、黄芪、党参、莲子炖煮。
3. 煮沸后撇去浮沫，加盖，改小火煲 30 分钟；放入山药、百合、薏米，加盖继续煲 1 小时。
4. 加入适量盐，再加入红枣、枸杞，加盖再煲 30 分钟，煲至乌鸡软烂即可。

牛肉拉面

促进身体恢复

材料 拉面 200 克，鲜牛肉 250 克，青菜 100 克。

调料 料酒 30 克，桂皮 10 克，盐 5 克，花椒 4 克，葱花、姜丝各 3 克。

做法

1. 牛肉入沸水锅焯烫 5 分钟取出，冲净血污，切厚片；碗中加料酒、桂皮、花椒和适量清水调匀，放入牛肉片，将碗放蒸屉上大火蒸至牛肉熟烂时取出，将碗底的汤倒出过滤，备用。
2. 将青菜入沸水中焯烫一下，捞出备用；锅置火上，倒入清水，烧开后下入面条，煮 6 分钟至熟，捞出装碗，上面放上蒸好的牛肉片，将青菜焯烫后摆在碗边。
3. 将步骤 1 中过滤出的牛肉汤烧沸，加入盐、葱花、姜丝略煮，浇在面碗内即可。

产后 4 周

增强抵抗力，
促进乳汁分泌

主要营养任务
饮食清淡且营养丰富

从营养学角度看，产后新妈妈体内会流失大量的微量元素，导致身体的防护能力大大削弱，很容易引起疾病；新妈妈此时只有增强抗病能力，才能在体内建造一堵预防疾病入侵的"防火墙"，才能让健康的根基更稳固。

蛋白质、维生素 E、维生素 C、胡萝卜素、锌、硒、镁等营养素可以增加人体免疫细胞的数量，所以新妈妈在月子期要多吃含这些元素的食物，如芹菜、番茄、大白菜、西蓝花、橘子、苹果、香蕉等。

但是要注意饮食不能过于油腻，应以催乳汤为主，可以多吃乌鸡、山药、栗子、红枣、菠菜、香蕉。

增强产后抵抗力的食物	
粥	红枣栗子粥、薏米粥、山药红枣粥、小米粥、提子粳米粥
汤	乌鸡汤（姜＋红枣）、花生红豆汤、桃仁莲藕汤、醪糟红枣蛋汤、鱼头豆腐汤、猪蹄花生汤、花生章鱼汤
其他	烧茄子、白菜、菠菜等各式蔬菜，烧饼、谷物面包、豆腐、米饭、面条等

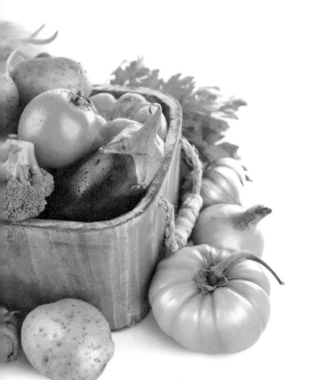

新妈妈产后多吃补气血的食物，可以增强抵抗力，促进乳汁分泌。

合理营养充实宝宝的"粮仓"

乳母的营养是乳汁分泌的物质基础，直接关系到乳汁分泌的质与量。根据授乳期母体的生理特点及乳汁分泌的需要，合理安排膳食，保证充足的营养供给，对于母亲和婴儿的健康都是非常重要的。

营养状况对新妈妈泌乳量的影响

孕晚期临近分娩时，乳房已可分泌少量乳汁，产后当婴儿开始吸吮乳头则乳汁分泌量很快增加。在正常情况下于产后第2天约分泌乳汁100毫升，至第2周增加到500毫升左右，随后逐渐增加，一个月后每日约650毫升，3个月后每日约为750～850毫升。

泌乳量少是母亲营养不良的一个特征，当乳母能量摄入很低时，可使泌乳量减少到正常的40%～50%，一般营养较差的乳母产后前6个月每日泌乳量为500～700毫升，后6个月为400～600毫升，更差者有可能完全终止泌乳，进而使以母乳为唯一来源的婴儿在出生后6个月内出现早期干瘦型蛋白质营养不良，甚至极易生病。

对于营养状况良好的乳母，如果哺乳期节制饮食，也可使母乳量迅速减少。对于营养状况较差的乳母，补充营养，特别是增加能量和蛋白质的摄入量，可增加泌乳量。营养不良的乳母将会影响到乳汁的分泌量和泌乳期的长短。

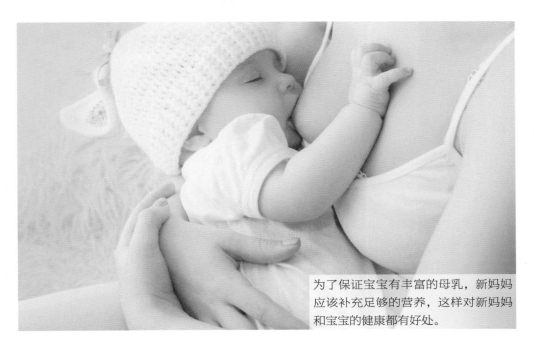

为了保证宝宝有丰富的母乳，新妈妈应该补充足够的营养，这样对新妈妈和宝宝的健康都有好处。

营养状况对乳汁营养成分的影响

乳母的营养状况对乳汁中营养成分含量也有一定的影响，特别是当营养素的摄入量变动较大时影响更明显。如乳母膳食中的蛋白质质量较差、摄入量又严重不足，将会影响乳汁中蛋白质的含量和组成。母乳中脂肪酸、磷脂和脂溶性维生素的含量也受乳母膳食摄入量的影响。如维生素 A 在乳汁中的含量与乳母膳食关系密切，乳母膳食中维生素 A 含量丰富时，则乳汁中也会有足够量的维生素 A。

母乳中钙的含量一般比较恒定，当膳食中钙供给不足时，首先会动用母体内的钙，用以维持乳汁中钙含量的恒定。但是，乳母膳食中长期缺钙也可导致乳汁中钙含量的降低。乳汁中的锌含量与膳食中动物性蛋白质和动物性食物来源的锌有一定的关系；乳汁中铜的含量也与乳母动物性蛋白质的摄入量有关……

如果乳母膳食中营养素不足或缺乏，一般短期内泌乳量不会下降，乳汁中的成分也基本恒定。但是乳汁中的成分是通过动用母体储备的营养素，甚至是靠牺牲母体组织来维持的，所以将会影响到母体的健康。一旦乳母营养不良影响到乳汁分泌的质和量，就不能满足宝宝的生长发育的需要，可能导致宝宝出现营养缺乏病。

母乳是宝宝必需的理想食品，能满足宝宝出生后 4~6 个月生长发育所需的全部营养。

乳母的营养需要

一般新妈妈平均每日可分泌 800 毫升左右的乳汁，产后 2 个月泌乳量会逐渐增加，至 9 个月后逐渐减少，泌乳量的多少与新妈妈的营养状况有直接的关系。因此，产后新妈妈要多吃一些营养丰富的食物来保证乳汁分泌的质和量。如果营养补充不足，为了维持乳汁本身质量的恒定和满足新生儿的营养需求，就会动用新妈妈在肝脏、骨骼以及其他器官中所储存的营养素，这样对母子二人都是不利的。

哺乳期妈妈在安排饮食时应遵循以下原则

1

**保证供给充足的
优质蛋白质**

动物性食物如鸡
蛋、禽肉类、鱼
类等，可提供优
质蛋白质。豆类
食物能提供优质
的蛋白质和钙，
并且能被充分利
用，宜多食。

2

**多吃含钙丰富的
食物**

哺乳的新妈妈对
钙的需求量大，
所以要特别注意
补充。乳及乳制
品含钙量高，且
易于人体吸收，
所以每天应适量
食用。小鱼、小
虾含钙丰富，应
多食用。

3

**重视蔬菜和水果
的摄入**

每日要保证进食
500 克 以 上 的
新鲜果蔬，并尽
量多选用绿叶蔬
菜和其他有色蔬
菜。

4

**膳食多样化，粗、
细粮搭配**

新妈妈应注重营
养摄入的均衡合
理，每日膳食中
应包括粮谷类、
蔬菜水果类、鱼
禽类、蛋类、乳
类、豆类等各类
食物。膳食中的
主食也不能太单
一，更不可只吃
精米细面。应做
到粗、细粮搭
配，每日应食用
一定量的杂粮、
粗粮。

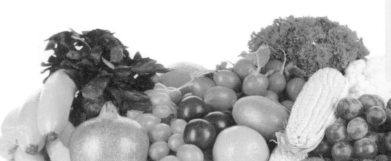

营养食谱推荐

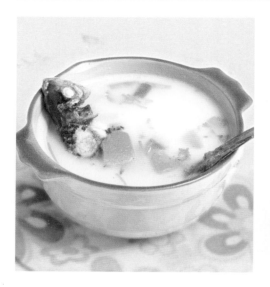

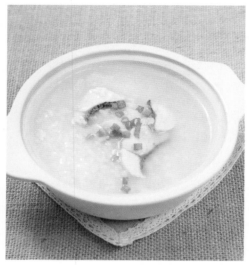

木瓜鲫鱼汤

补虚下乳，适合产后新妈妈食用

材料 木瓜 250 克，鲫鱼 300 克。

调料 盐 4 克，料酒 10 克，葱段、姜片各 5 克，香菜段少许，植物油适量。

做法

1. 将木瓜去皮除子，洗净，切片；鲫鱼除去鳃、鳞、内脏，洗净。

2. 锅置火上，倒油烧热，放入鲫鱼煎至两面金黄色铲出。

3. 将煎好的鲫鱼、木瓜放入汤煲内，加入葱段、料酒、姜片，倒入适量水，大火烧开，转小火煲 40 分钟，加入盐调味，撒香菜段即可。

生滚鱼片粥

补血催乳，利水消肿

材料 黑鱼片 50 克，大米 100 克。

调料 葱末、姜末、酱油、料酒各 5 克，盐 3 克，胡椒粉、植物油各适量。

做法

1. 大米洗净；黑鱼片洗净，加姜末、酱油、料酒、盐、胡椒粉拌匀，腌渍 15 分钟。

2. 锅置火上，加清水和植物油，大火烧沸，放大米煮粥至九成熟。

3. 将米粥倒入砂锅中，大火煮沸，将黑鱼片倒入，迅速滑散，煮 3 分钟，加葱末、盐调味即可。

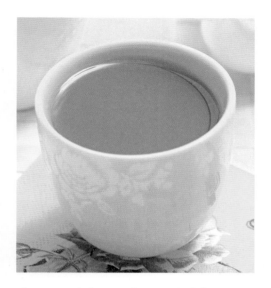

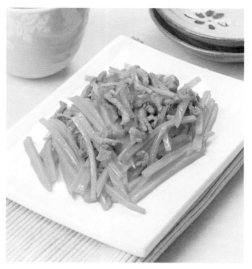

红豆红枣豆浆
帮助产后体力恢复和乳汁分泌

材料 黄豆40克，红豆、红枣各20克。
调料 冰糖10克。

做法

1. 黄豆用清水浸泡10~12小时，洗净；红豆淘洗干净，用清水浸泡4~6小时；红枣洗净，去核，切碎。

2. 将黄豆、红豆和红枣碎倒入自动豆浆机中，加水至上、下水位线之间，煮至豆浆机提示豆浆做好，过滤后加冰糖搅拌至化开即可。

肉炒胡萝卜丝
宽肠通便，增强抵抗力

材料 胡萝卜250克，猪瘦肉100克。
调料 葱丝、姜丝各5克，料酒、酱油各10克，盐4克。

做法

1. 胡萝卜洗净，去皮切丝；猪肉洗净，切丝，用料酒、酱油腌制。

2. 锅置火上，放油烧热，用葱丝、姜丝炝锅，下入肉丝翻炒，至肉丝变色盛出。

3. 炒锅倒油烧热，放入胡萝卜丝煸炒一会儿，加入盐和适量水，稍焖；待胡萝卜丝烂熟时，加肉丝翻炒均匀即可。

主要营养任务
合理食用药膳

调理气血，找回肤色之美： 女性的好气色离不开气血的旺盛和内分泌的平衡。中药可调理气血津液，使身体气血充盈，并为皮肤提供充足的养分；同时充分发挥中药良好的防衰抗衰作用，通过滋阴补肾，调节内分泌，维持皮肤的光滑弹性。阿胶、枸杞子、燕窝、桂圆肉、黑芝麻等养颜中药含有氨基酸、维生素、微量元素、胶原蛋白、亚油酸等多种增加肌肤活力的活性物质，同时还可调节内分泌，延缓衰老，有明显的祛斑、防皱、抗衰老作用。

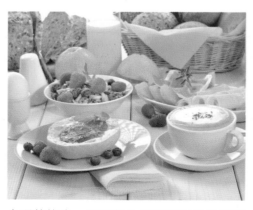

合理的饮食，可以帮助新妈妈恢复孕前的美丽。

调理内分泌，找回曲线之美： 乳房的丰满弹性与营养素的摄入和雌激素的刺激关系密切。如果营养不足和体内激素水平下降，时间久了必然会造成乳房松弛、下垂和萎缩。中药配方可以通过改善乳房局部血液循环，滋补肝肾，调理气血，来增加乳房营养供给，使乳房在旺盛的肾气和充足的气血滋养下自然地生长发育，有效改善产后乳房变形，维持乳房圆润坚挺。枸杞、当归、红花、桂圆肉、黑芝麻、核桃仁等食材，大多含有能促进乳房发育的活性物质，可促进雌激素的生成和分泌旺盛，坚持食用有丰满乳房的作用。

消除赘肉，找回形体之美： 有减肥作用的中药可以调补气血、补肾抗衰、化痰祛湿、均衡饮食、调节内分泌等，从而避免脂肪在体内过量堆积，并逐步消除"赘肉"和"松弛"，效果甚为明显。

实验证明，很多中药有降低血脂、抑制和消除肥胖的作用。

预防产后脱发、肥胖、便秘的饮食原则

① 产后脱发

很多新妈妈由于缺乏蛋白质、钙、锌、B 族维生素，头发的正常生长会受到影响，还会出现脱发的情况。针对这种问题，新妈妈应该注意平衡膳食，多吃新鲜蔬菜、水果、海产品、豆类、蛋类等，以满足头发对营养的需要。头发最重要的营养来源就是蛋白质，所以，在饮食方面，新妈妈应该多补充一些富含蛋白质的食物，例如牛奶、鸡蛋、鱼、瘦肉、核桃、葵花子、芝麻、紫米等。

② 产后肥胖

新妈妈要避免暴饮暴食，吃饭要定时定量，还要养成细嚼慢咽的好习惯；食物结构应以高蛋白、高维生素、低脂肪、低糖为主；多吃新鲜水果和蔬菜，不要吃过多主食、甜食、高脂肪食物，含糖量高的水果也应该限制。多吃瘦肉、豆制品、鱼、蛋、蔬菜水果等，既能满足身体对蛋白质、矿物质、维生素的需求，又能防止肥胖。

④ 产后便秘

为了预防便秘，新妈妈需要吃有营养、易消化的食物，除此之外，还要多饮水，多吃蔬菜水果等纤维素多的食物。如果有便秘的状况出现，可以吃一些白菜、菠菜等有叶茎的蔬菜，或用胡萝卜和猪肉加调料炖煮后食用，配合适当的锻炼，促进肠胃蠕动，就能够有效缓解便秘症状。

多食用富含膳食纤维的蔬菜水果，有利于新妈妈预防产后便秘的发生。

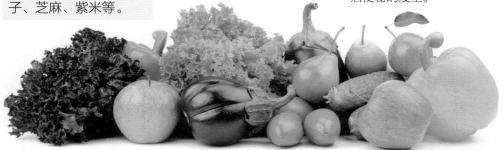

营养食谱推荐

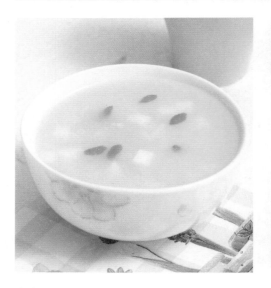

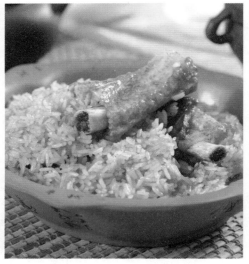

枸杞粥

消除疲劳，健体强身

材料 山药 100 克，糯米 50 克，枸杞
少量。

做法

1. 糯米洗净泡 4 小时以上，放入沸水锅
   中大火煮熟，改小火熬煮。
2. 山药去皮、切丁，待粥熬成时放入粥
   中，煮软烂后，再加入洗净的枸杞
   即可。

糯米蒸排骨

滋阴补血，健脾强身

材料 猪排骨 500 克，糯米 150 克。

调料 姜末、花椒粉、白糖、腐乳汁、
盐、鸡精各适量。

做法

1. 糯米淘洗干净，用清水浸泡 6 小时，
   捞出，沥干水分；猪排骨洗净，剁成
   5 厘米长的段，入沸水中焯透，捞出，
   沥干水分。
2. 猪排骨、糯米加所有调料拌匀，码入
   碗中，放入烧沸的蒸锅蒸 1 小时，取
   出，装盘即可。

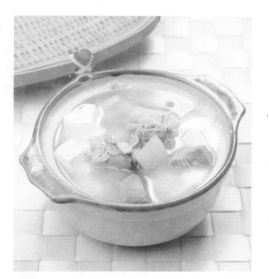

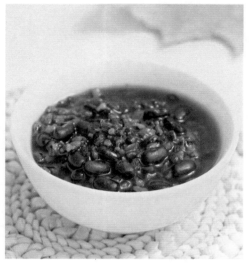

排骨豆腐虾皮汤

预防骨质疏松

材料 排骨 250 克，豆腐 300 克，虾皮 5 克，洋葱 50 克。

调料 姜片、料酒、盐各适量。

做法

1. 排骨洗净，斩段，用沸水氽烫，撇出浮沫，捞出沥干水分；豆腐切块。
2. 将排骨、姜片、料酒放入砂锅内，加入适量水，大火煮沸，转小火继续炖煮至七成熟；加豆腐、虾皮、洋葱，继续小火炖煮至熟，加盐调味即可。

黑豆紫米粥

健肾，益气，补虚

材料 紫米 50 克，黑豆 50 克。

调料 白糖 5 克。

做法

1. 黑豆、紫米洗净，浸泡 4 小时。
2. 锅置火上，加适量清水，用大火烧开，加紫米、黑豆煮沸，转小火煮 1 小时至熟，撒上白糖拌匀。

附录
妊娠体操锻炼身体

进入孕中期后，腹部慢慢隆起，身体逐渐胖起来，行动变得迟缓，从此时开始，就应该坚持妊娠体操，既能帮助控制体重，也能使身体更加柔软，还能促进顺利分娩。

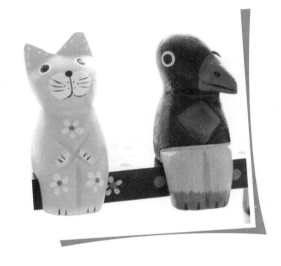

妊娠体操的要点

每周空腹做 3 次

每周，最少做 3 次左右的妊娠体操，才能产生一定的效果。不要在太硬的地板上做体操，最好在地板或床上铺一层薄褥子。做体操的最佳时间是早晨起床后、饭后 1 小时、临睡前排完大小便后。

但是，有贫血、妊娠中毒症、糖尿病等疾病，或者存在流产、早产等忧虑时，就不要做体操了。

循序渐进，不要勉强

做体操前，先用 5~7 分钟来调整呼吸，做些放松身体的准备动作，然后做一些基本体操和保持身体平衡的体操，最后重新调整呼吸，做一些动作简单的体操。

孕后期，为分娩做准备而集中做增强骨盆强度的体操。妊娠体操从慢慢做简单的动作开始，稍微熟悉后，可以增加一定的难度。做不好的动作，不要勉强，要花时间反复练习，至完全熟悉。此外，在做体操时，如觉得不舒服，应立即停止。不要做到出汗、气喘的程度。

开始做瑜伽体操吧

树式变形式

1. 站立，弯曲右膝，脚掌抵住左膝关节内侧。

2. 吸气，左臂向左上方伸展，指尖指向天花板，右手轻放在右膝上。

3. 保持呼吸3次，目视前方，脊背挺直。

4. 换另一侧重复此动作。

平衡式

1. 右腿保持站立，左腿自膝盖处向后弯曲，上抬左脚跟贴靠到臀部。

2. 左手抓住左脚脚趾，再用手掌将它托住，这样做可以让左脚跟触到臀部或靠近臀部。

3. 向前伸直右臂，手掌并拢，自下而上慢慢抬起至头侧，保持你的手臂平直，手掌面向前方；保持你的身体平直，保持你的右腿平直，这样看起来，你的身体自上而下是在一条直线上的。

4. 保持这个姿势10秒钟，抬起的手臂慢慢放下，手掌始终保持绷紧；然后放下你的左腿，落地。

5. 休息10秒钟，换另一条腿练习。

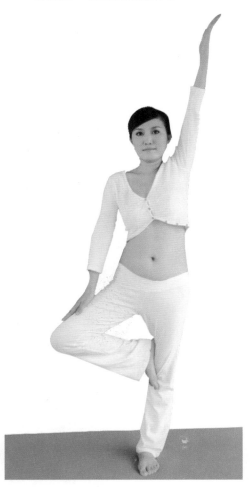
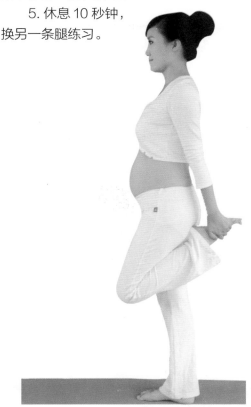

孕期有氧操

1. 双臂上抬至肩膀，上身朝左右转动。
2. 手臂向后伸展，上身弯曲与地面平行，抬起头，眼睛看着前方。
3. 双脚用力分开，蹲下，双手抓住跟腱处。
4. 两脚分开，膝盖伸直，双手抓住两脚踝。

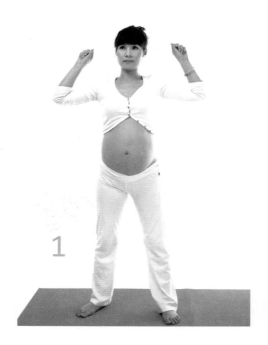
1

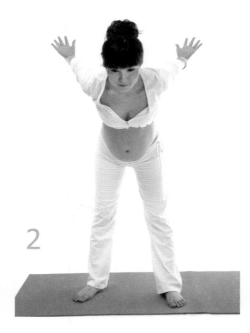
2

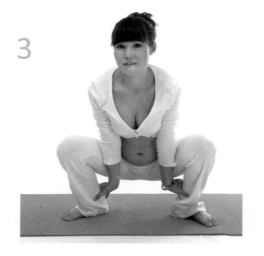
3

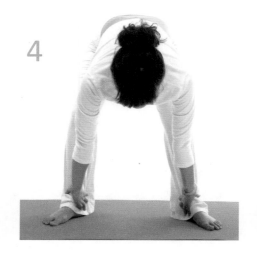
4

两腿分开半蹲

1.将两腿向左右方向大幅度分开，在这样的站立姿势下平伸双臂至肩部的高度。

2.保持双臂平举，让双腿的夹角接近90°，然后下坐2次，将力量集中到臀部再向上提升2次。

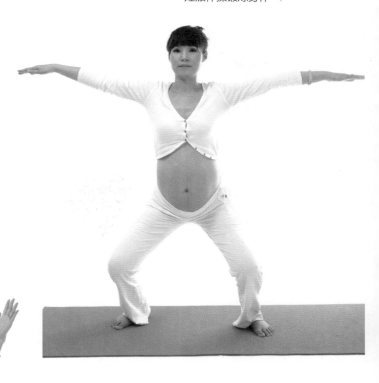

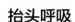

抬头呼吸

两脚分开，与肩同宽，将双臂缓缓地举向上方并用鼻子吸气，与此同时抬起自己的脚后跟。

拉伸肩部

1. 两腿稍分开，膝盖弯曲，跪坐（见图1），上半身前倾并让两手接触地面。

2. 尽可能地向前伸出双手，彻底地舒展自己的肩部（见图2）。

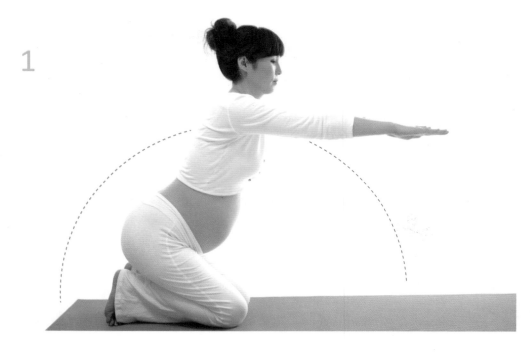

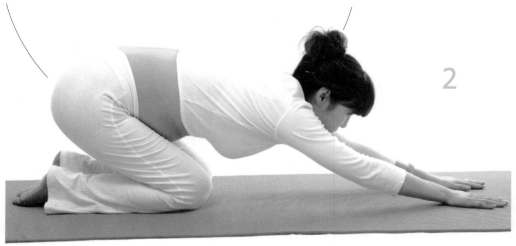

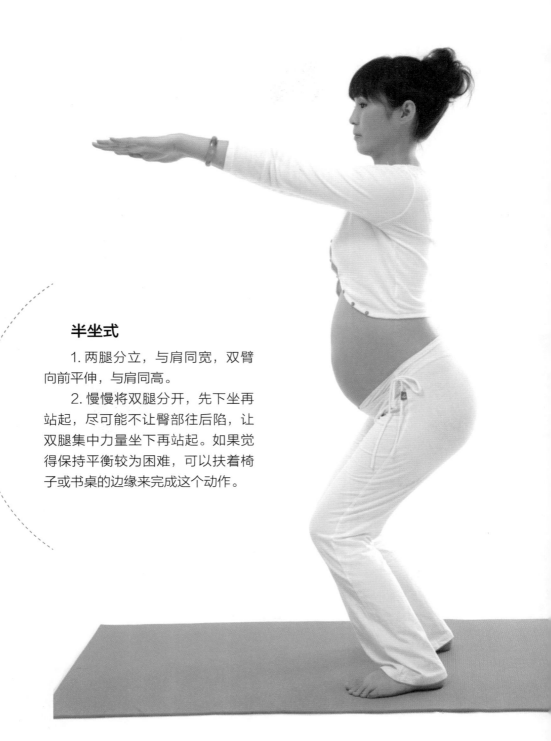

半坐式

1. 两腿分立，与肩同宽，双臂向前平伸，与肩同高。

2. 慢慢将双腿分开，先下坐再站起，尽可能不让臀部往后陷，让双腿集中力量坐下再站起。如果觉得保持平衡较为困难，可以扶着椅子或书桌的边缘来完成这个动作。

舒展背部

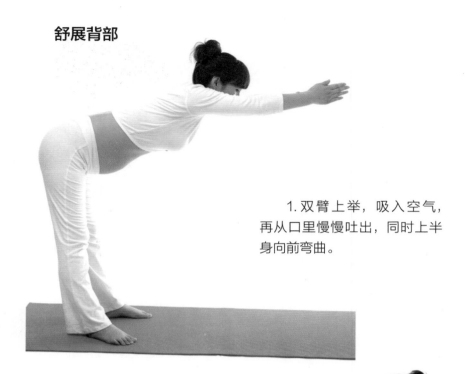

1. 双臂上举，吸入空气，再从口里慢慢吐出，同时上半身向前弯曲。

2. 注意保持背部挺直，脖子稍稍上抬，两眼凝视前方。待身体弯曲至与双腿构成直角之后再次吸入空气，弓起背部并慢慢地让上半身恢复原位。

手臂运动

1. 保持放松的坐姿，两肩向后倾的同时抬起双手，让肘部完全向上舒展后再放下，重复数次。

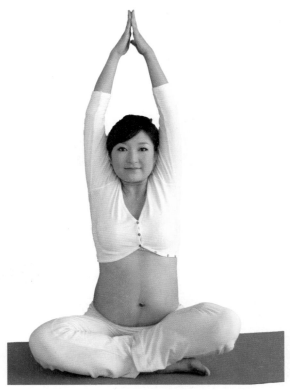

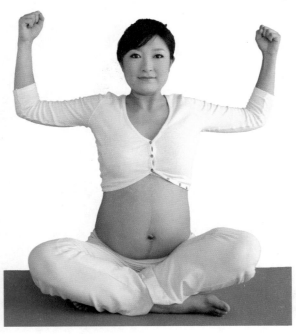

2. 两手握拳，小臂和大臂呈90°。

3. 向两边打开至最大。举起双臂时吸气，向下放时呼气，反复进行。

推掌

1. 以放松的状态坐下，两手在胸前合掌，吸气的同时用力推动双掌。

2. 一边吐气一边放松。重复这一动作。

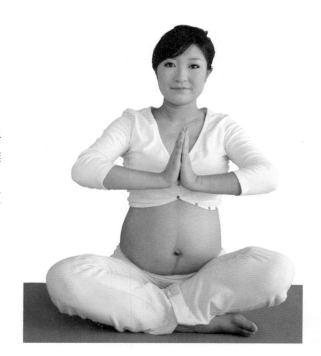

拉伸肋部

1. 以放松的姿态盘腿而坐，用一只手撑住地面。

2. 另一只手臂向上举并做肋部弯曲，同时肋部以上的部分向地面方向用力。

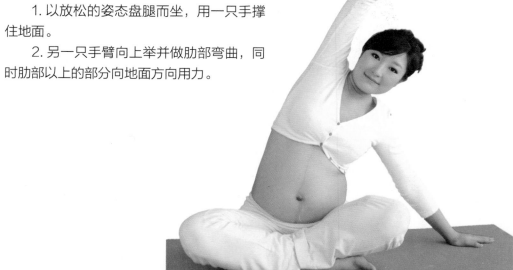

缩紧阴道

1. 平躺，吸气，同时慢慢地从肛门尽量用力紧缩阴道，注意不要把力量分散到其他部位。

2. 呼气，同时慢慢放松下来。吸气时数到 8，重复 5 次之后改向一侧躺下休息。

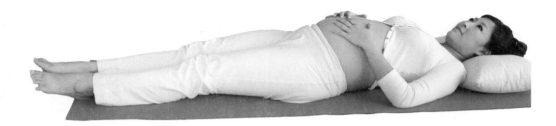

分腿运动

1. 在平躺的姿势下将膝盖向上举。用嘴慢慢呼气的同时，按住膝盖并抬起上半身。

2. 用鼻子吸气并恢复平躺姿势，重复 5 次之后改向一侧躺下休息。

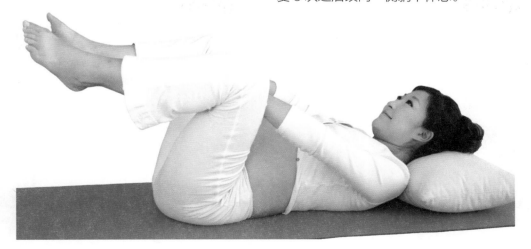

转动手腕、脚腕

1. 握紧拳头，手腕先向上弯曲（见图1），再向下弯曲（见图2），接着进行从里向外和从外向里的转动。

2. 将双腿向前平伸，背部挺直，双手撑住地面。脚尖尽量向后够（见图3），再改向前伸出（见图4），双脚从里向外再从外向里地转动。

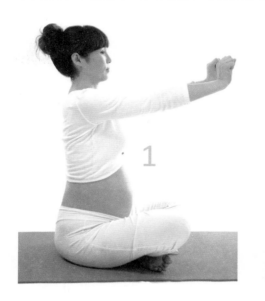
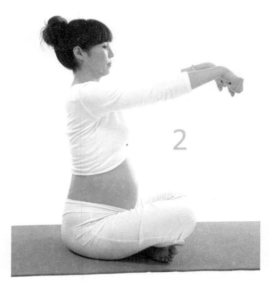
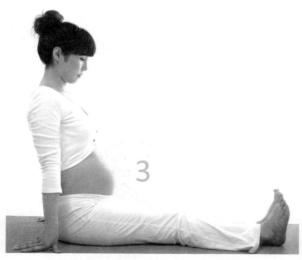
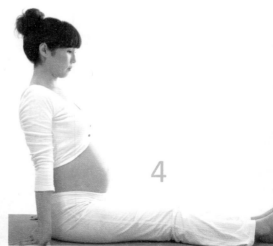

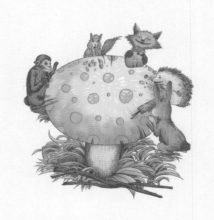